ウソのように

ひざ痛が消える！

1日40秒×2

ひざのお皿エクササイズ

高林孝光

（アスリートゴリラ鍼灸接骨院院長）

はじめに

「なぜ、こんなあたりまえのことに、これまで気づかなかったのか！」

これは、ひざ痛に悩む患者さんを救う方法を模索《もさく》しているなかで、私が「ある発見」をしたときに、思わず発した心の叫びです。長年、治療家として活動していながら、まさに「灯台下暗し」でした。

私は鍼灸《しんきゅう》師《し》と柔道整復《じゅうどうせいふく》師《し》の両方の資格を生かして、都内で治療院を開業しています。この治療院は、「アスリートゴリラ鍼灸接骨院」という名称から、アスリート専用と思われることが多いようです。

確かに、車椅子ソフトボール日本代表チームなど、私はこれまでに数多くのトップチームでトレーナーを務めさせていただきました。選手個人レベルでも、世界ランキングトップクラスのプロゴルファー、フェンシングの日本代表選手、バイアスロンのオリンピック出場選手、大相撲の力士などのフォローをさせていただいています。

０２１年８月には、男子バレーボールのインターハイ東京代表チームに帯同し、準優勝の成績を収めることができました。

しかし、当院は決してアスリート専用の治療院ではありません。むしろ、スポーツ障害やコンディションの調整のために来院されるかたよりも、一般的な「痛み」の治療に通われる患者さんのほうが圧倒的に多いのが実状です。

現在、医療の世界は日進月歩の進化を遂げています。ＡＩ（人工知能）を応用した診療や、最先端のテクノロジーによる手術法の開発などにより、患者さんにとって低《てい》侵襲《しんしゅう》の（体の負担の少ない）医療が現実のものとなっています。こうした重症の疾患《しっかん》や、治療の困難な疾患に対する医療の進歩には、目を見張るものがあります。

しかし、その一方で、何年たっても昔から変わらない部分もあります。その代表的なものが、私が専門とする「痛み」の治療です。

たとえば、肩こりがひどくて、整形外科を受診したとしましょう。医師は、問診《もんしん》と触診《しょくしん》、場合によってはレントゲン検査などをしたのち、消炎鎮痛剤《しょうえんちんつうざい》と湿布薬《しっぷやく》を処方して、たいていの場合、こういいます。「しばらく様子を見ましょう」と。

それで痛みが消えれば、問題はありません。しかし、現実は、薬を飲んでも湿布を貼っても、肩こりが治ることはなく、いつしか整形外科から足が遠のき、困り果てて、鍼灸や柔道整復の治療院を訪れるかたがあとを絶たないのです。「アスリートゴリラ鍼灸接骨院」と名乗っているにもかかわらず、当院の患者さんが、アスリートよりも一般的な痛みに悩むかたのほうが圧倒的に多いのも、そのためです。

確かに、肩こりで死ぬことはないでしょう。しかし、常に肩の痛みや重だるさに襲われている本人にとっては、一刻も早く解決したい悩みであることは間違いありません。

こうした痛みのなかでも、とくに患者さんにとってつらいのが、ひざ痛ではないでしょうか。もちろん、前述の肩こりをはじめ、腰や首、背中などの痛みも決してらくなものではありません。しかし、ひざ痛の場合、「歩く」という日常生活の基本動作に支障をきたす点が、実に深刻な問題としてのしかかります。

毎日のように訪れる、ひざ痛の患者さんをなんとか救いたい。その思いから、私は長年、試行錯誤を重ねてきました。書店のたなに並んでいるひざ痛をテーマにした実用書は、ほとんど読み尽くしたといってよいと思います。

そのなかで、私はある大きな発見をしました。そのときに、心の中で思わず発したのが、冒頭の「なぜ、こんなあたりまえのことに、これまで気づかなかったのか！」

という思いなのです。

本書では、その「ある発見」をもとに考案した、ひざ痛のセルフケアを初公開します。決してむずかしい方法ではありません。「こんな簡単な方法で本当にひざ痛が治るのか」と思うかたもいるでしょう。しかし、その効果は私の予想をはるかに超えるものでした。この方法によって、ひざ痛を克服したかたがたが続出しているのです。

本書が、国内に3000万人はいると推定される、ひざ痛に悩むかたがたの福音書《ふくいんしょ》となることを心から願っています。

2021年12月

高林孝光《たかばやしたかみつ》

1日40秒×2 ひざ痛がウソのように消える！ ひざのお皿エクササイズ 目次

第2章 ひざ痛を治すカギはひざの〝もう一つの関節〟にあった

第3章 ひざ痛を40秒で消す「ひざのお皿エクササイズ」のすべて

第4章 ひざのお皿エクササイズでひざ痛を克服した体験者の手記

第5章　ひざ痛のここが知りたいQ&A

プロデュース＝中野健彦（ブックリンケージ）
編集協力＝狩野元春（ヤンドラ）
ディレクション＝川嵜洋平（プリ・テック）
装丁・本文デザイン＝村岡志津加（Studio Zucca）
写真＝冨樫東正（studioBloomRoom）
イラスト＝植本 勇
モデル＝下山直美

第1章

なぜあなたの
ひざ痛は
治らないのか

ひざ痛の原因の9割を占める病気とは

「歩くとひざがギシギシいって痛くてたまりません」
「立ち上がるときにひざに激痛が走ります」
「痛み止めを飲んでも、湿布《しっぷ》を貼っても、ひざの痛みが取れません」

当院には、このように訴える患者さんが、それこそ毎日のように来院されます。主に40～60代が中心で、男女の比率は4対6といったところでしょうか。

ひざに痛みを感じて、当院のような鍼灸《しんきゅう》や柔道整復《じゅうどうせいふく》の手技を施《ほどこ》す治療院に、いきなり来院される患者さんはまずいません。ほとんどのかたが総合病院の整形外科か、整形外科を標榜《ひょうぼう》するクリニックを経由して来院されます。

なぜ、このように息つくひまもなく、ひざ痛の患者さんが現れるのでしょうか。その理由を探るために、まず国内におけるひざ痛の現状から解説していきましょう。

ひとことでひざ痛といっても、さまざまな病態や原因があります。半月板《はんげつばん》（ひざ関節の中にある半月の形をした軟骨）や靭帯《じんたい》（骨と骨をつないでいる弾力性のある線維）

の損傷といった外傷性のものから、膝蓋腱炎《しつがいけんえん》（ジャンパーズニー）・腸脛靭帯炎《ちょうけいじんたいえん》（ランナーズニー）・鵞足炎《がそくえん》・オスグッド病などのスポーツ障害や、関節リウマチ・大腿《だいたい》骨頭壊死《こっとうえし》・痛風《つうふう》などの内科的疾患《しっかん》に起因するものまで、多岐にわたります。

しかし、**ひざ痛で圧倒的に多いのは変形性膝関節症《へんけいせいしつかんせつしょう》です。変形性膝関節症は、ひざ関節の軟骨がすりへることによって痛みや腫《は》れを起こす病気です。**したがって、レントゲン検査でひざ関節の軟骨の変形が認められると、変形性膝関節症という診断名がつきます。**国内では、60歳以上の約６割が変形性膝関節症を患《わずら》い、ひざ痛の原因の約９割が変形性膝関節症といわれています。**

厚生労働省では、国内での変形性膝関節症の患者数を、自覚症状のある患者数で約１０００万人、潜在的な患者数（レントゲン診断による患者数）で約３０００万人と推定しています。

ひざ関節の軟骨がすりへる最大の理由は加齢といわれています。人が歩くとき、体重の約５倍もの負荷《ふか》がひざにかかります。その長年にわたる負荷が積み重なって、年とともに軟骨がすりへっていくのです。そのことを証明するように、高齢社会の到来とともに、変形性膝関節症の患者数は年々増加しています。

ひざが痛む本当の原因

それでは、ひざ関節の軟骨がへると、なぜ痛みが出るのでしょうか。

ひと昔前のひざ痛をテーマにした一般向けの書籍には、よく「すりへった軟骨同士がこすれ合うから」と書かれていました。しかし、これは明らかな間違いです。軟骨の中には神経が通っていないので、こすれ合っても決して痛むことはありません。さすがに、最近の書籍にそのような記述はなくなりましたが、軟骨の成分を補充するというサプリメント（健康補助食品）の広告などでは、いまだに同様のことを謳《うた》っているものがあります。そもそも軟骨から痛みが出ているわけではないので、軟骨の成分を補充してもなんの解決にもなりません。

ひざ関節の軟骨がすりへると、摩耗粉《まもうふん》という削れた軟骨のカスが出ます。摩耗粉は、ひざ関節全体を包む関節包《かんせつほう》の内側にある滑膜《かつまく》に付着します。すると、滑膜の細胞から炎症性サイトカインという生理活性物質が分泌《ぶんぴつ》されます。炎症性サイトカインは本来、細菌やウイルスなどの異物を退治する役割を果たしているのですが、摩耗粉も異物と

ひざ痛が起こるメカニズム

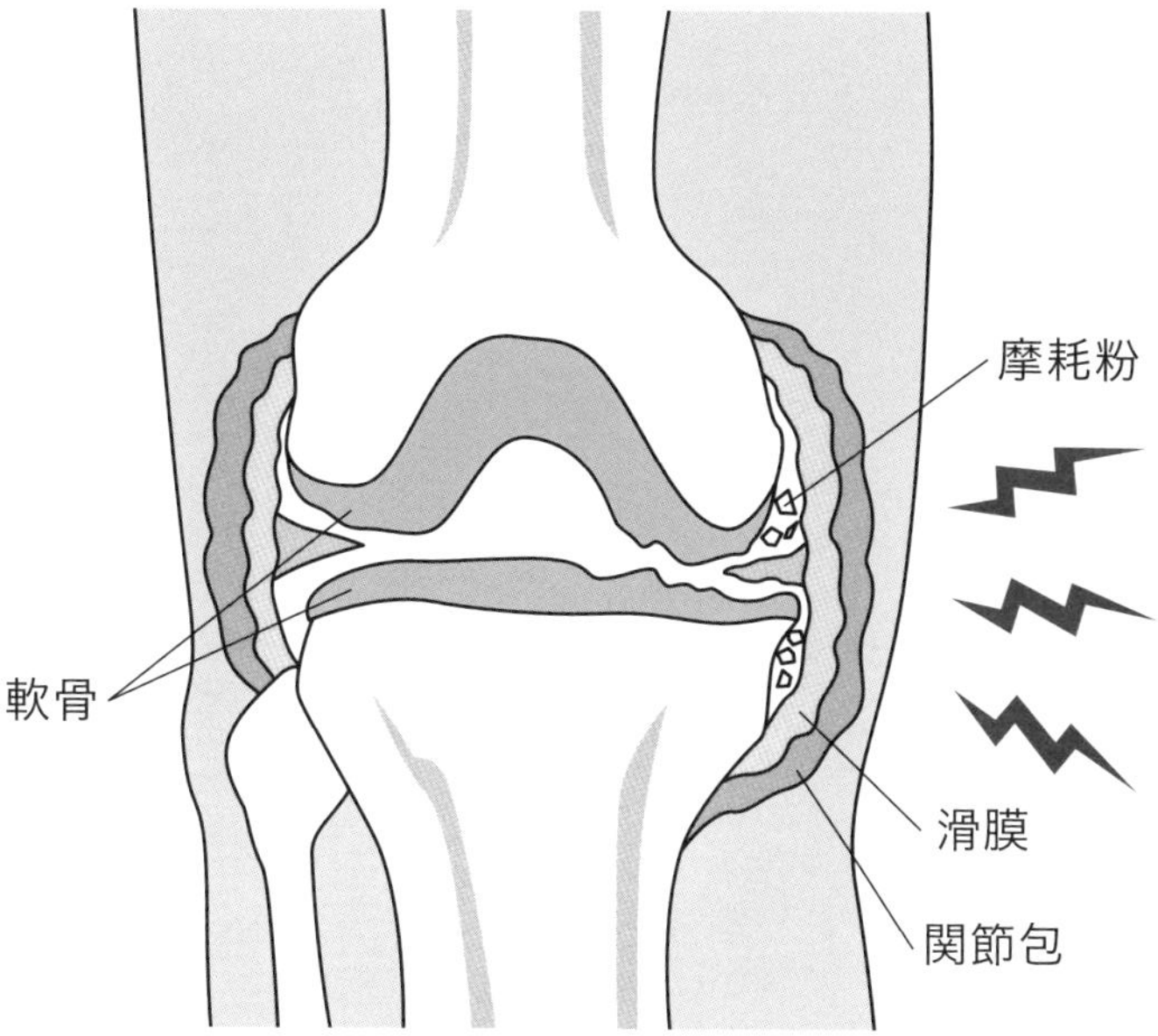

ひざ関節の軟骨がすりへり、摩耗粉が滑膜に付着することで
滑膜に炎症が起こり、痛みが生じる

認識して攻撃してしまいます。そのため、滑膜に炎症が起こって痛みが生じるのです。

ひざ関節にこうした炎症が起こっている場合、特徴的な症状の現れることがあります。ひざを動かしたときに、「キュッ、キュッ」あるいは「ギュッ、ギュッ」という雪を踏んだときのような音がするのです。この音を握雪音《あくせつおん》といいます。一方、ひざを動かしたときに、「ギシギシ」という音がする場合は、関節液の不足が考えらえます。

関節が変形しても痛みの出ない場合もある

こうして変形性膝関節症になると、どのような経過をたどるのでしょうか。

初期の段階では、ひざにこわばりや違和感を覚えます。ときどき痛みの出ることもありますが、しばらくするとおさまることが多いため、そのままにしておく場合が多いようです。

中期になると、軟骨のすりへりが進行し、ひざ関節の変形が始まります。すると、ひざの曲げ伸ばしや、階段の上り下り、長時間の歩行をしたときに痛みが出るようになります。多くのかたは、この段階で医療機関を訪れます。

末期になると、軟骨のほとんどがすりへって、骨と骨が直接ぶつかるようになります。こうなると、強い痛みが出て、立つ・座る・歩くといった日常生活の動作が困難になります。また、ひざ関節が変形し、O脚《オーきゃく》にもなります。

ただし、その一方で、ひざ関節が変形しても痛みの出ない人もいます。

2005年に東京大学医学部の研究グループが行った疫学《えきがく》調査《ちょうさ》（病気や健康状態

について広い地域や多数の集団を対象としてその原因や発生状態を統計学的に明らかにする調査）によると、レントゲン検査で変形性膝関節症と推定された全国の約２４００万人のうち、痛みのある人は約８２０万人で、残りの１５８０万人はとくに痛みを感じることもなく生活しているという結果が出ています。

変形性膝関節症の経過

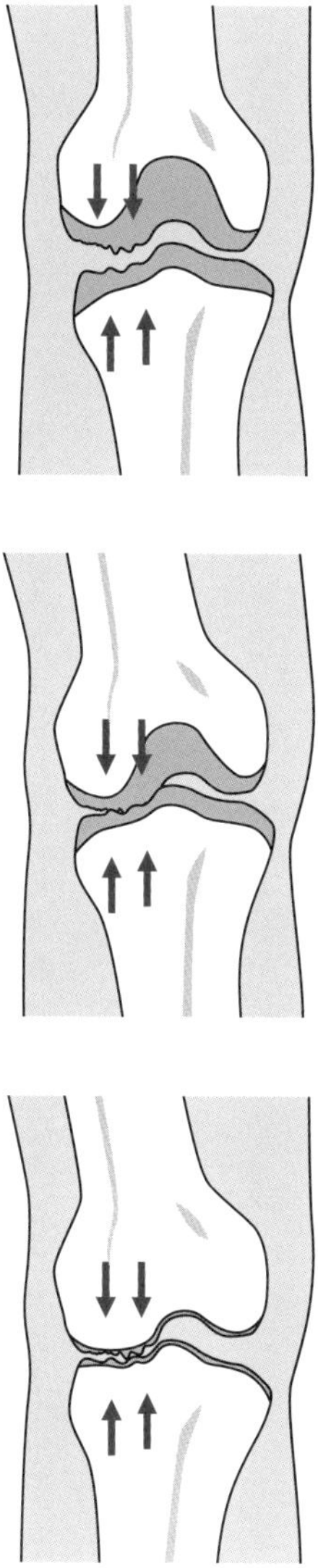

初期

軟骨のすりへりが始まり、ひざのこわばりや違和感を覚える。

中期

軟骨のすりへりが進行し、ひざ関節の変形が始まる。ひざの曲げ伸ばし、階段の上り下り、長時間の歩行で痛みが出る。

末期

軟骨がすりへって、骨と骨が直接ぶつかるようになる。強い痛みが出て、日常生活の動作が困難になる。

痛み止めや湿布では根本的な解決はできない

さて、このようなひざ痛に対し、整形外科ではどのような治療が行われているのでしょうか。そのことを解説する前に、まず国内の治療方針についてふれておきましょう。**日本整形外科学会や日本腰痛学会では、痛みの治療に強く推奨するものとして、鎮《ちん》痛剤《つうざい》と抗炎症薬をあげています。**つまり、痛み止めと湿布薬の処方です。**しかし、このような治療方針をかかげているのは、世界的に見ても日本だけです。**海外では、運動療法が中心です。多少の痛みがあっても、体を積極的に動かすことで、痛みを能動的に解消しようというわけです。

体を動かすということに関して、興味深い研究データがあります。２０１１年に、オーストラリア・シドニー大学のブラウマン氏らが行った調査によると、**日本は座っている時間が世界一長い国だそうです。**調査対象20ヵ国・地域の平均的な1日の座っている時間が３００分であったのに対して、日本は４２０分と、サウジアラビアと並んで2時間も長いことが判明したのです。この座っている時間が長いというライフスタイルも、国内での治療方針に影響しているのかもしれません。**少なくとも、体を動かす機会の少ないことが、ひざ痛を誘発していることは間違いないでしょう。**

このような背景もあって、日本の整形外科では、痛み止めと湿布薬が治療の中心となっています。

ここで、読者のみなさんにお願いしたいことがあります。近くの薬局やドラッグストアで市販の痛み止めや湿布薬を手に取り、パッケージをよく見てください。そこには小さく、「この薬は一時的に症状を抑えるもので、病気そのものを治すわけではありません」という趣旨の文言が印刷されているはずです。**つまり、痛み止めも湿布薬も対症《たいしょう》療法《りょうほう》（症状の改善のみを目的とした療法）であり、ひざ痛を起こしている病気そのものを治すことはできないのです。**

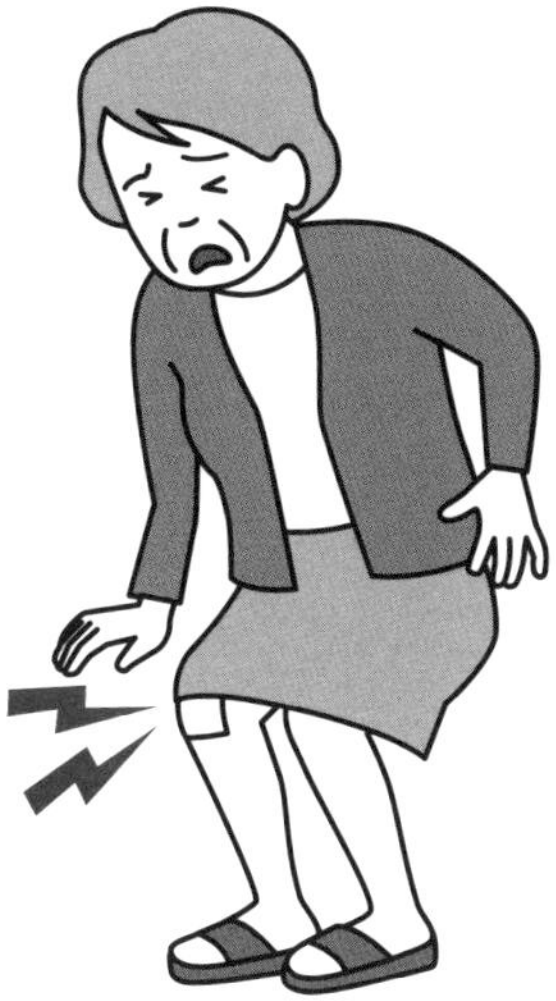
湿布でひざ痛そのものを治すことはできない

ちなみに、欧米では湿布薬がほとんど市販されていません。市販の湿布薬が大量に店頭に並んでいるのはアジア圏だけです。

「はじめに」でもふれたように、レントゲン検査で骨に異常が見られないと、たいていの場合、痛み止めや湿布薬を処方されて、あとは「しばらく様子を見ましょう」ということになります。

これが、本章の冒頭でふれた、当院にひざ痛の患者さんが絶えず来院される理由の答えです。**整形外科を訪れた患者さんたちが、このままでは根本的な解決にならないことを身をもって感じて、その結果、当院に続々と来院されるのです。**

運動療法こそ痛みの治療の王道

それでは、レントゲン検査で骨に異常が認められた場合は、どのような治療が行われるのでしょうか。

まず行われるのは保存療法です。保存療法とは、手術を行わない治療法の総称で、具体的には、サポーターやインソール（中敷）などを使った装具療法、電気治療器などを使った温熱療法、マッサージなどの理学療法などがあります。前述の痛み止めや湿布などの薬物療法も保存療法に分類されます。

ただし、どの方法も一時的に痛みを抑えることはできても、ひざ痛を根本から治すことはできません。**ひざ痛の原因は、ひざ関節内の滑膜の炎症にあるのですから、その炎症を取らない限り、痛みは継続したり、ぶり返したりするのです。**

保存療法でも効果が得られない場合、あるいは重症の場合は、手術の適応となります。手術には、損傷した半月板の除去術や形成術、軟骨がすりへって変形した骨を除去して金属を被せる人工関節《じんこうかんせつ》置換術《ちかんじゅつ》、脛骨《けいこつ》（すねの骨）を切り取る骨切り術などがあります。しかし、どの方法であっても、手術である以上、雑菌に感染するリスクは伴《ともな》います。また、体にメスを入れること自体が、患者さんの負担になることも否《いな》めません。

保存療法では根本的な解決にはならず、手術も万能ではない。となると、やはり世界の主流である運動療法に目を向けるべきではないか――毎日のように訪れるひざ痛の患者さんを前にして、私はそう考えるようになりました。実際、当院では、ひざ痛に限らず、さまざまな痛みの治療には、鍼灸や柔道整復の手技によって痛みを抑えるのと同時に、体操やストレッチ、筋力トレーニング（筋トレ）の指導を行って、高い成果をあげています。

運動療法は、人から治療を施してもらうのではなく、自分で自分の体を治すセルフケアです。この能動的に、主体的に行うという点も、体を本来の状態に戻すには重要です。私は、ひざ痛を根本から治す運動療法を模索《もさく》しました。そして、そのなかで、**ある大きな発見をしたのです。**

次章では、その「ある発見」についてくわしく解説します。

第２章

ひざ痛を治すカギはひざの〝もう一つの関節〟にあった

ひざを動かして栄養と酸素を補給

「ひざ痛を治すには、運動療法こそがベスト」という結論に達した私は、さまざまな運動療法について研究を始めました。

ここで、なぜひざ痛には運動療法が最適なのかを改めて考えてみましょう。

「はじめに」で、ひざ痛で整形外科にかかると、痛み止めか湿布薬《しっぷやく》を処方されて「様子を見ましょう」といわれる例をあげました。この「様子を見ましょう」のひとことの根底には、「痛みが出たら、まずは安静にする」という、かつての医学界の考えが根強く残っているのではないかと思われます。

確かに、急性期の痛みが激しい状態では、体を動かすのはむずかしいでしょう。しかし、だからといって、**そのまま安静にし続けていると、ひざが廃用性萎縮《はいようせいいしゅく》（安静状態が長く続くことによって起こる筋肉や関節などの萎縮）を起こし、痛みはますます激しくなります。また、安静にして一時的に痛みが引いたからといって、以前と同じようにひざを動かせば、痛みの原因は変わらずに残っているため、痛みは必ずぶり返**

します。

このことは、ひざ関節の構造を考えれば明らかです。

ひざ痛の9割は、ひざの軟骨がすりへって骨が変形する変形性膝関節症《へんけいせいしつかんせつしょう》です。この軟骨には、神経がないため、すりへっても軟骨自体は痛みを感じません。そして、**軟骨にはもう一つないものがあります。それは血管です。**

血液は、骨の中にある骨髄《こつずい》でつくられて、栄養や酸素を全身に供給しています。それでは、**血管のない軟骨は、どうやって栄養や酸素を得ているのでしょうか。それは関節液を通してです。関節全体を包んでいる関節包《かんせつほう》という袋状の組織の中は、関節液で満たされており、軟骨は関節液から栄養や酸素を吸収しているのです。そして、この関節液は、関節を動かすことで循環が促《うなが》されます。だからこそ、ひざ痛を治すには、運動療法が欠かせないのです。**

関節液の循環がよくなることで恩恵を受けるのは、軟骨だけではありません。**ひざ関節の中の骨も靭帯《じんたい》（骨と骨をつないでいる弾力性のある線維）も、周辺の筋肉も栄養と酸素をじゅうぶんに受け取ることができるのです。つまり、ひざを良好なコンディションに導くことができるわけです。**

第1章でふれたように、日本は世界でいちばん座っている時間の長い国であるといわれています（くわしくは18ページを参照）。**座っている時間がいちばん長いということは、ひざにいちばん栄養と酸素を与えていないということです。**しかも、2020年以降は、新型コロナウイルス感染症の影響により、体を動かす機会がますますへっています。意識的に体を動かそうとしなければ、ひざの状態は悪化するばかりです。

もちろん、無理は禁物です。激痛に耐えながら運動をして、ひざを悪化させてしまっては、元も子もありません。海外では、有酸素運動として、1日1万歩のウオーキングが推奨されていますが、ひざ痛を抱える人にとっては、かなりハードルの高い数値設定だと思います。私は、ひざ痛の患者さんには1日5000〜6000歩をおすすめしています。

ひざを側面から見て気づいた

ひざに痛みがあっても、無理のない範囲でできる運動を考案するために、私はまず、解剖学の専門書を読み返して、改めてひざの構造を頭にたたき込みました。そして、そのうえで、ひざ痛をテーマにした一般向けの健康実用書を読みあさりました。すると、ある一つの疑問が頭に浮かんだのです。

ひざ痛をテーマにした一般向けの健康実用書には、必ずひざの構造を説明する箇所があり、そのうえでひざが痛むメカニズムを解説しています。大腿骨《だいたいこつ》（太ももの骨）と脛骨《けいこつ》（すねの骨）の間に、クッションの役割をする半月板《はんげつばん》（半月の形をした軟骨）があり、大腿骨と脛骨の先端にある軟骨（関節軟骨）が加齢とともにすりへって、関節が変形していく、といった具合です。そして、たいていの場合、そこには、ひざの構造を示した図が掲載されています。

疑問が浮かんだのは、その図を見たときでした。

「なぜ、ひざを正面から見た図ばかりなのだろう？」

なかには、冒頭で、正面から見た図と、側面から見た図の両方を掲載している本もありますが、ひざが痛むメカニズムにふれるときには、必ずといってよいほど正面から見た図を使って説明をしているのです。

いうまでもないことですが、人体の構造は、正面から見た状態と、側面から見た状態では、見える景色が異なります。それにもかかわらず、正面から見た図だけで説明するということは、ひざ痛が起こるメカニズムは、正面から見たときの構造のみに関係しているからなのでしょうか。

私は改めて解剖学の専門書を見直してみました。そして、ひざを側面から見た図を見て、ある一ヵ所に目が釘付けになりました。それは膝蓋骨《しつがいこつ》という骨でした。

膝蓋骨といっても、一般のかたには、あまりなじみがないかもしれません。しかし、「ひざのお皿」といえば、誰でもすぐにわかるでしょう。**膝蓋骨とは、ひざのお皿のことなのです。**以降は、わかりやすく「ひざのお皿」と呼ぶことにします。

ひざを正面から見た状態の図を使って、ひざの構造を説明しようとするとき、ひざのお皿があると、その向こう側にある大腿骨や脛骨が見えなくなってしまいます。そのため、ほとんどの実用書では、ひざのお皿を省略して図を描いています。しかし、実際には、そこにはひざのお皿が存在しているのです。そして、**存在しているのは、人体にとって必要性があるからのはずです。**

ひざのお皿に、ひざ痛を解消するカギがあるのではないか――そう直感した私は、ひざのお皿について、改めて調べてみました。

ひざの構造

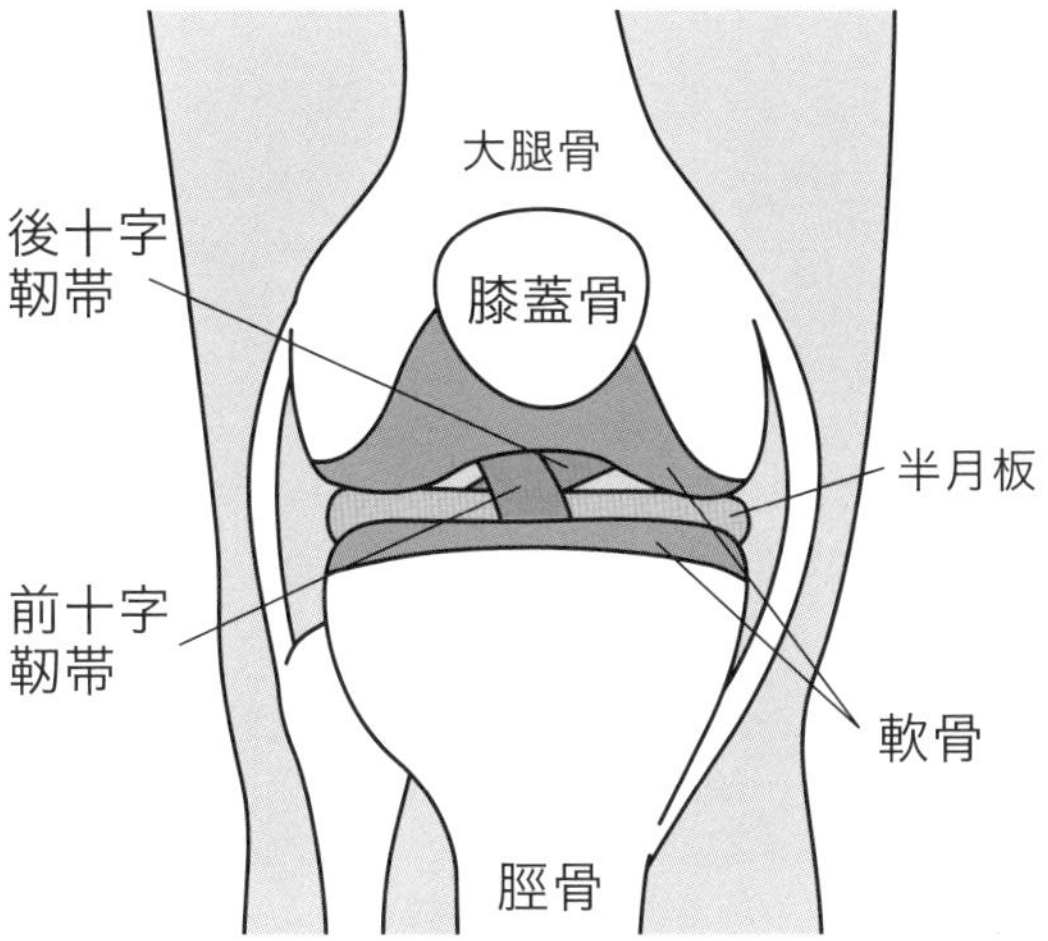
大腿骨
後十字
靭帯
膝蓋骨
半月板
前十字
靭帯
軟骨
脛骨

正面

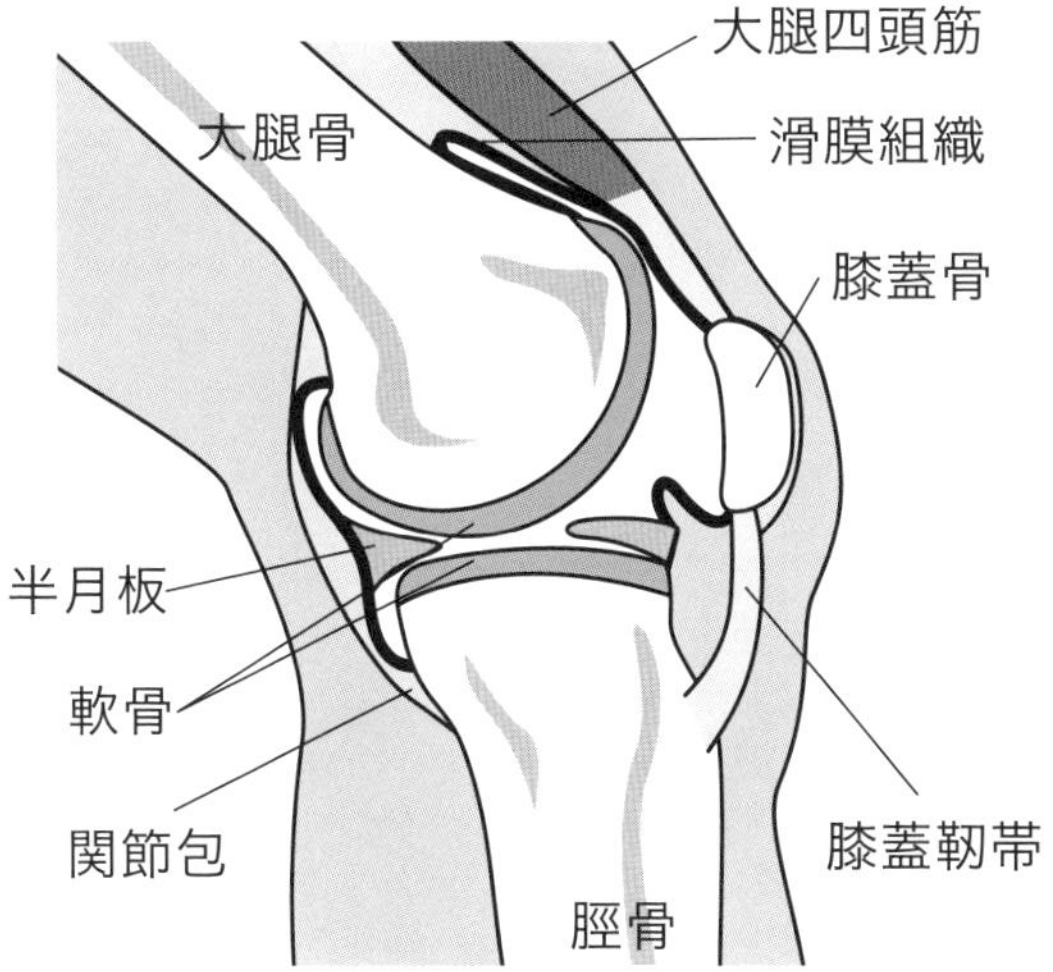
大腿四頭筋
大腿骨
滑膜組織
膝蓋骨
半月板
軟骨
関節包
膝蓋靭帯
脛骨

側面

滑車の役割をする重要な骨

筋肉や腱《けん》（筋肉と骨を結びつける結合組織）の中に形成される骨を「種子骨《しゅしこつ》」といいます。種子骨は、頻繁《ひんぱん》に移動する部位に生じ、腱や靱帯の方向を変え、骨と腱の間の摩擦をへらし、腱の能力を高めたり、脱臼《だっきゅう》を防いだりします。

ひざのお皿は、人体で最大の種子骨であり、人体で最も厚みのある軟骨ともいわれています。大腿骨とつながっており、ひざの前面を保護する役割をすると同時に、大《だい》腿四頭筋《たいしとうきん》（太ももの前側の筋肉）の腱ともつながっていて、**ひざを曲げ伸ばしするときに、大腿四頭筋の収縮《しゅうしゅく》と伸展《しんてん》を脛骨に伝えるための滑車《かっしゃ》の役割もになっています。**

滑車の役割とはどういうことでしょうか。滑車は、動力の伝達などのために使う器具で、力をかける方向を変える「定滑車」と、小さな力を大きな力に変える「動滑車」の2種類があります。固定された定滑車では、10キロの重さの荷物を持ち上げるのに10キロの力が必要です。しかし、**固定されていない動滑車ならば、滑車に通した２本のロープで重りを引くため、10キロの半分の５キロの力で重りを持ち上げることがで**

定滑車と動滑車の違い

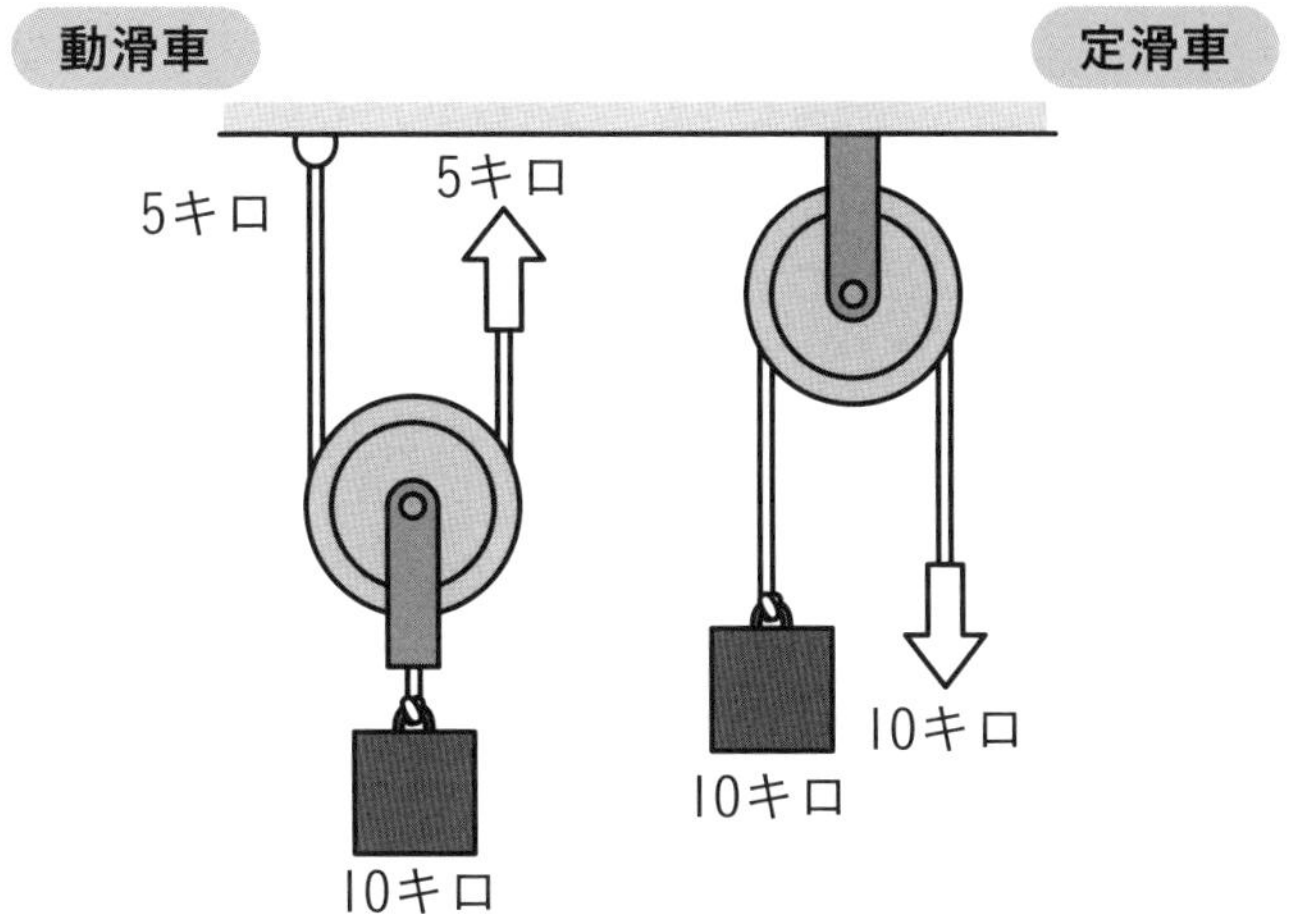

きます。

先ほど、ひざのお皿は大腿四頭筋の腱とつながっていると述べました。大腿四頭筋は、文字どおり、大腿直筋《だいたいちょっきん》、中間広筋《ちゅうかんこうきん》、内側広筋《ないそくこうきん》、外側広筋《がいそくこうきん》という四つの筋肉で構成されています。つまり、**ひざのお皿は、4本のロープを通した動滑車と同じ働きをしているのです。**

人が走ったときには、体重の10倍の負荷《ふか》がひざにかかるといわれています。体重が60キロの人であれば、600キロの負荷がかかるわけです。この負荷をやわらげる働きをしているものの一つに半月板があります。しかし、半月板が軽減できるのは、負荷の30〜50%といわれています。仮に50%

だとしても30キロの負荷がかかります。ところが、ひざのお皿は4分の1の15キロまで負荷を軽減できるのです。

これほど重要な役割を果たしているひざのお皿になんらかのトラブルが生じれば、ひざ痛が起こらないはずはありません。私は、ひざのお皿にアプローチした運動に方向性を定めることにしました。

〝もう一つの関節〟にアプローチする運動療法の誕生

ひざ関節（医学的には膝関節《しつかんせつ》）とは、大腿骨と脛骨の末端が結合する部分を指します。ひざ痛の原因を考察しようとすると、このひざ関節に目が向くのは、ごく自然なことだと思います。私も以前は、ひざ関節の状態ばかりを見ていました。

しかし、**ひざにある関節は、ひざ関節だけではありません。もう一つの関節があります。ひざのお皿と大腿骨をつなぐ「膝蓋大腿関節《しつがいだいたいかんせつ》」です。**このひざにある〝もう一つの関節〟にこそ、ひざ痛を解消するカギがあるのではないか――そう考えた私は、ひざ痛を訴える患者さんの〝もう一つの関節〟をつぶさに観察し、データを蓄積していきました。

そのなかで、ある共通点に気づきました。ひざ痛の患者さんに治療を施《ほどこ》すために、治療用のベッドにあおむけに寝てもらうと、痛いほうのひざの裏がベッドから浮いているのです。これは、痛くて、ひざを伸ばしきれないために起こる現象です。

こうした状態になると、体にはどのような変化が起こるでしょうか。**ひざを伸ばしきらずにいると、ひざの表側がストレッチされ、ひざのお皿を支点として、二つの力が発生するのです。一つは、大腿四頭筋にかかる脚のつけ根方向への力です。そして、もう一つが、膝蓋靭帯にかかる足首方向への力です。**

前項で、ひざのお皿は大腿四頭筋の腱とつながっていると述べましたが、ひざのお皿の下部では、脛骨ともつながっています。このひざのお皿と脛骨をつなぐ組織が膝蓋靭帯です。膝蓋靭帯は膝蓋腱とも呼ばれ、第1章で紹介した膝蓋腱炎《しつがいけんえん》（ジャンパーズニー）は、この部分が痛むスポーツ障害の一種です。

さて、ひざが痛くてひざを伸ばしきれていないと、ひざのお皿を支点にして二つの力が発生することを確認したときに、私の頭の中に、あることばが浮かびました。そ

合力の発生

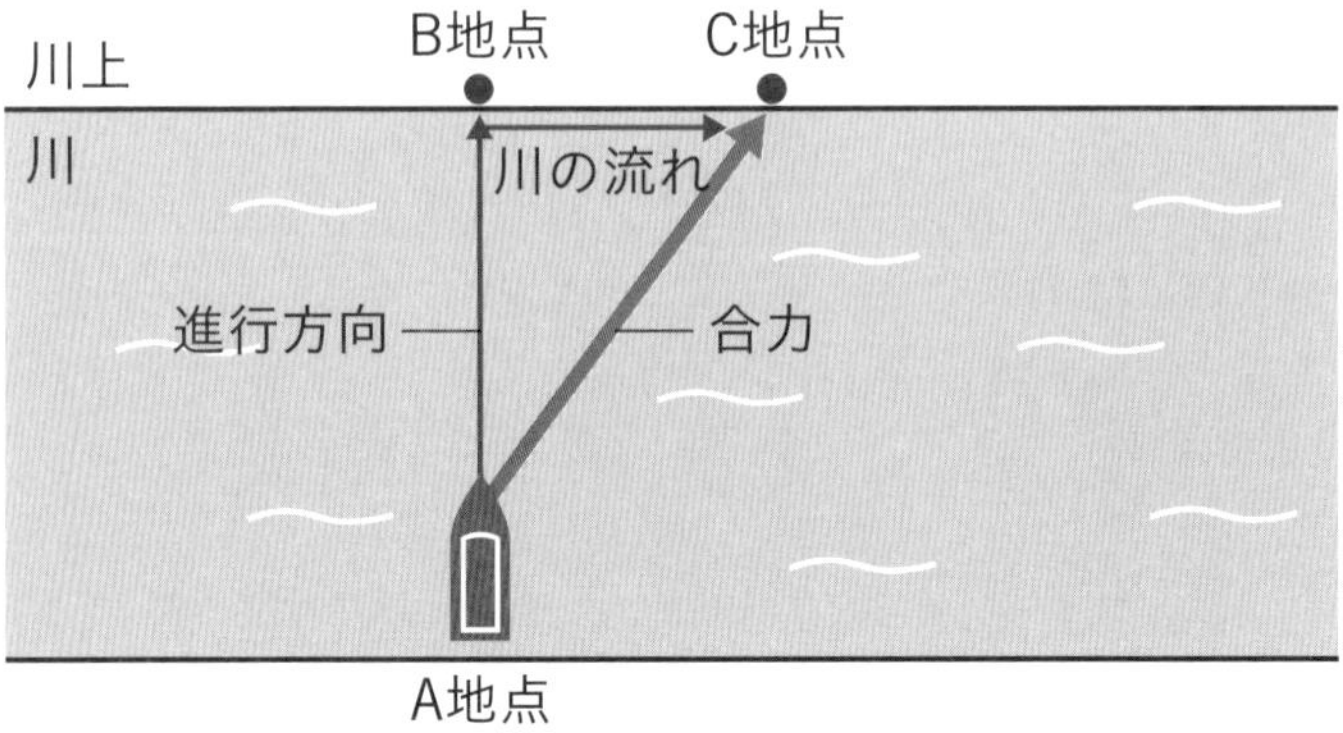

れは、中学時代に理科の授業で習った「力の合成」ということばです。

物体に二つの力が加わったとき、力の合成が起こり、別の力が生まれます。この別の力を「合力《ごうりょく》」といいます。合力は、二つの力のベクトル（大きさと向きを持つ量）で形成する平行四辺形の対角線上に発生します。

上の図を見ていただければ理解しやすいでしょう。川べりのA地点から対岸のB地点に渡ろうとしても、上流から下流に向けて川が流れているため、たどり着くのはC地点となります。このA地点からC地点までを結ぶ線が合力です。

これを伸ばしきれていないひざに当てはめてみましょう。ひざには、ひざのお皿から脚のつけ根方向へ向かう力と、ひざのお皿から足首方向へ向かう二つの力が加わります。すると、この二つの力のベクトルが

ひざのお皿の圧迫が起こるメカニズム

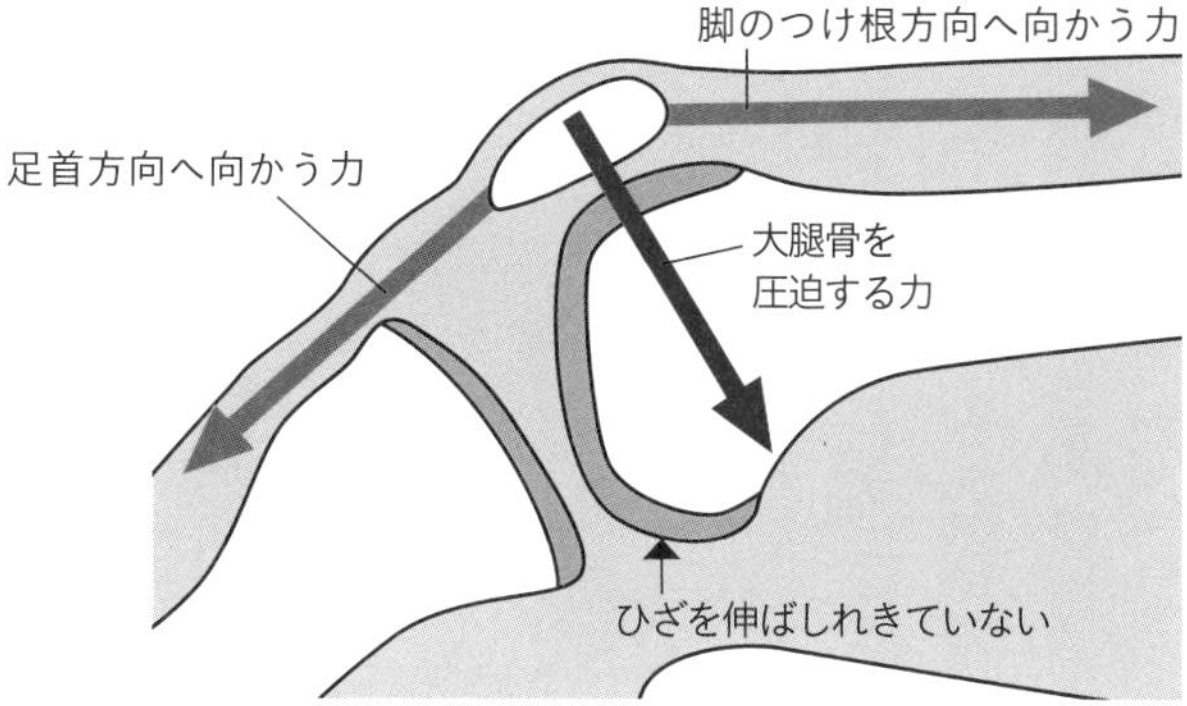

形成する平行四辺形の対角線上に合力が生まれます。

この合力のベクトルに注目してください。**ひざのお皿が大腿骨に向かって圧迫するように押されているのがわかります。**そうです。**この力の作用によって、膝蓋大腿関節に炎症が起こり、ひざ痛が起こっているのです。**

また、大腿骨に向かって圧迫しているということは、大腿骨と脛骨で構成されるひざ関節にも影響を与えていることが考えられます。

ということは、**もともとの炎症の起こっている箇所が、ひざ関節であるか、膝蓋大腿関節であるかにかかわらず、まずはひざのお皿の圧迫を取ること、すなわち、ひざのお皿を圧迫方向とは逆方向に浮かせることが、ひざ痛の解消には最も効果的なはずです。**

その後、ひざ痛の患者さんたちのひざの状態をチェックしたうえで、ひざが圧迫される感じがしないかをたずねたところ、ほんとんどのかたがひざを伸ばしきれておらず、しかもひざのお皿に圧迫感を抱えていることを確認できました。

なお、最近、ひざ痛に大きく関与する組織として、膝蓋下脂肪体《しつがいかしぼうたい》というものが注目されています。膝蓋下脂肪体は、文字どおり、ひざのお皿の下にある脂肪のかたまりで、軟骨とは違って、細い血管や数多くの神経が存在しています。そのため、膝蓋下脂肪体が痛みを感じ取ることが、ひざ痛に関与しているといわれているのです。

ただし、膝蓋下脂肪体自体が炎症を起こしているのではなく、ひざ関節の炎症が膝蓋下脂肪体に影響して痛みを起こしているという考えが主流となっています。ということは、**ひざ関節の炎症を取れば、膝蓋下脂肪体にも炎症が伝わらなくなり、ひざが痛むこともなくなると考えられます。**

こうした考えをもとに、私はまったく新しいひざ痛の運動療法を考案しました。それが、本邦初公開の「ひざのお皿エクササイズ」です。

次章では、そのやり方をくわしく紹介します。

第3章

ひざ痛を40秒で消す「ひざのお皿エクササイズ」のすべて

まずはストレッチで体の状態を整えよう

本章で、いよいよ「ひざのお皿エクササイズ」の全貌を明らかにしていきます。

まずは、下地づくりからです。**ひざのお皿エクササイズの効果がより効率的に現れるように、体の状態を整える必要があります。そのために行うのがストレッチです。ストレッチによって、萎縮《いしゅく》した筋肉を伸ばしたり、骨盤《こつばん》を正しい位置に戻したりしてください。**

実行していただきたいのは、「骨盤起こし」「お尻伸ばし」「ふくらはぎ伸ばし」の3種類です。

第2章でも述べたように、ひざが痛む人は、無意識のうちにひざを伸ばしきらずにいるため、お尻からひざの裏にかけての筋肉が萎縮し、その結果、骨盤が後傾しています。この状態を改善させるのが、骨盤起こしです。骨盤を正しい位置にリセットすると同時に、お尻からひざの裏にかけての筋肉をじゅうぶんに伸ばすことができます。

ひざ痛と骨盤の関係

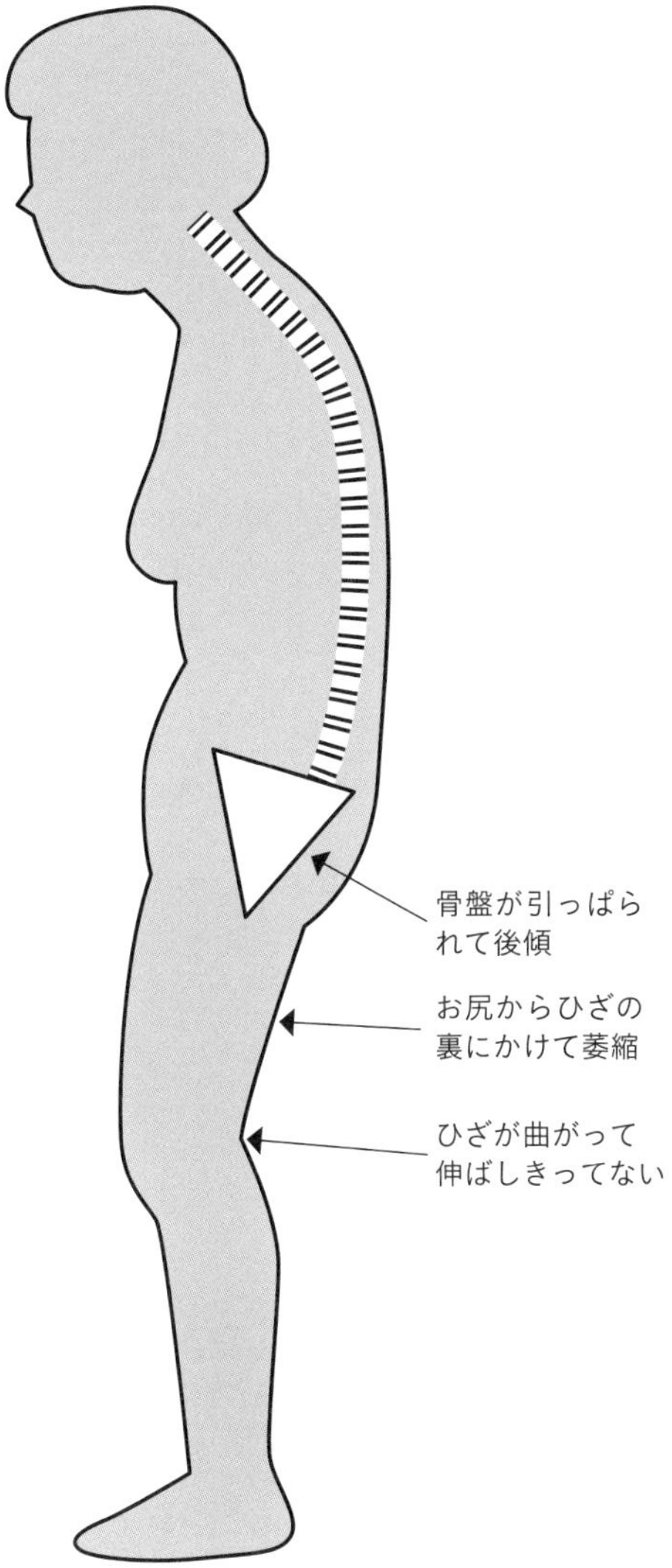

骨盤起こしのやり方

P42

お尻を上げながら太ももの裏側を伸ばすことを意識するのがポイントです。太ももの裏側が伸びれば、それだけひざのお皿が浮いて、ひざにかかる圧力も小さくなります。また、ひざの内側の腱《けん》（筋肉と骨を結びつける結合組織）の痛みも取れます。ストレッチをする前に前屈をして、手の指先がどこまで届くかを確かめておき、ストレッチ後にもう一度前屈をすると、効果を確認できます。

次に、太ももの裏側の筋肉の影響を受けて、同じように萎縮しているお尻の大臀筋《だいでんきん》という筋肉も伸ばします。

お尻伸ばしのやり方

P44

このストレッチにより、前方に置いたほうの脚側の大臀筋がグーッと伸びます。それにより、ひざのお皿の位置もリセットされます。この体勢がとれない人は、イスに座り、片方の足をもう一方の脚の上にのせて、上体を前に倒してもけっこうです。

ひざから上の部分を伸ばしたら、最後に、ひざから下の部分を伸ばします。ふくらはぎをじゅうぶんに伸ばしましょう。

ふくらはぎ伸ばしのやり方

P46

慣れてきたら、両脚を開いて真っすぐ伸ばした状態で同様に行うと、太ももの内側にある内転筋《ないてんきん》も伸びて、脚が疲れにくくなります。

以上のストレッチを、1日に1~2度行いましょう。体が温まって、筋肉や関節が軟らかくなっている風呂上がりと、外出する直前に行えれば理想的です。すべてのストレッチは、普通に呼吸をしながら、勢いをつけずに行ってください。

個人差はありますが、だいたい2~3週間続ければ、骨盤が真っすぐに立ち、お尻からふくらはぎまでの筋肉に本来の柔軟性が戻って、前屈をしたときに手のひらが床にペタッとつくようになります。それだけで、ひざのお皿が正しい位置に戻りやすくなります。

骨盤起こしのやり方

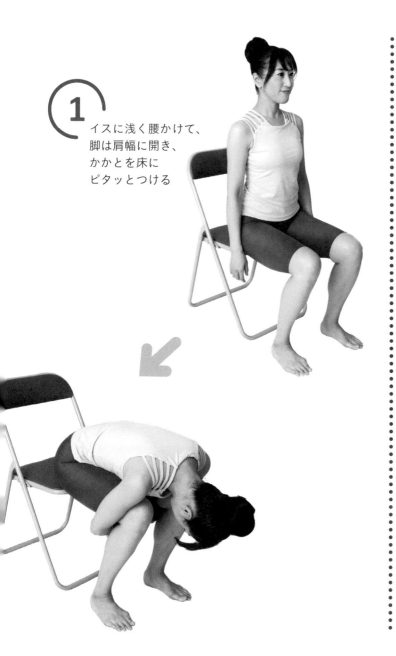

1

イスに浅く腰かけて、
脚は肩幅に開き、
かかとを床に
ピタッとつける

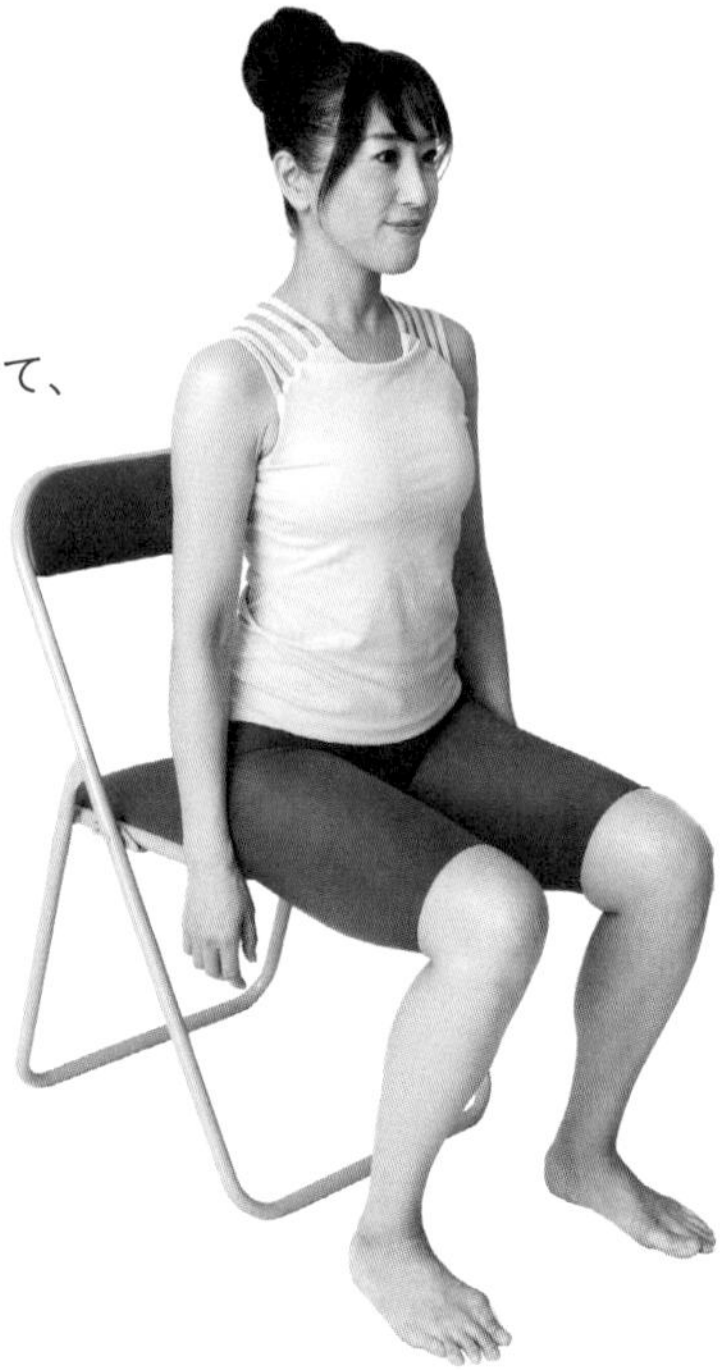

3

イスからお尻を浮かせ、
太ももの裏側を伸ばして
10秒キープする

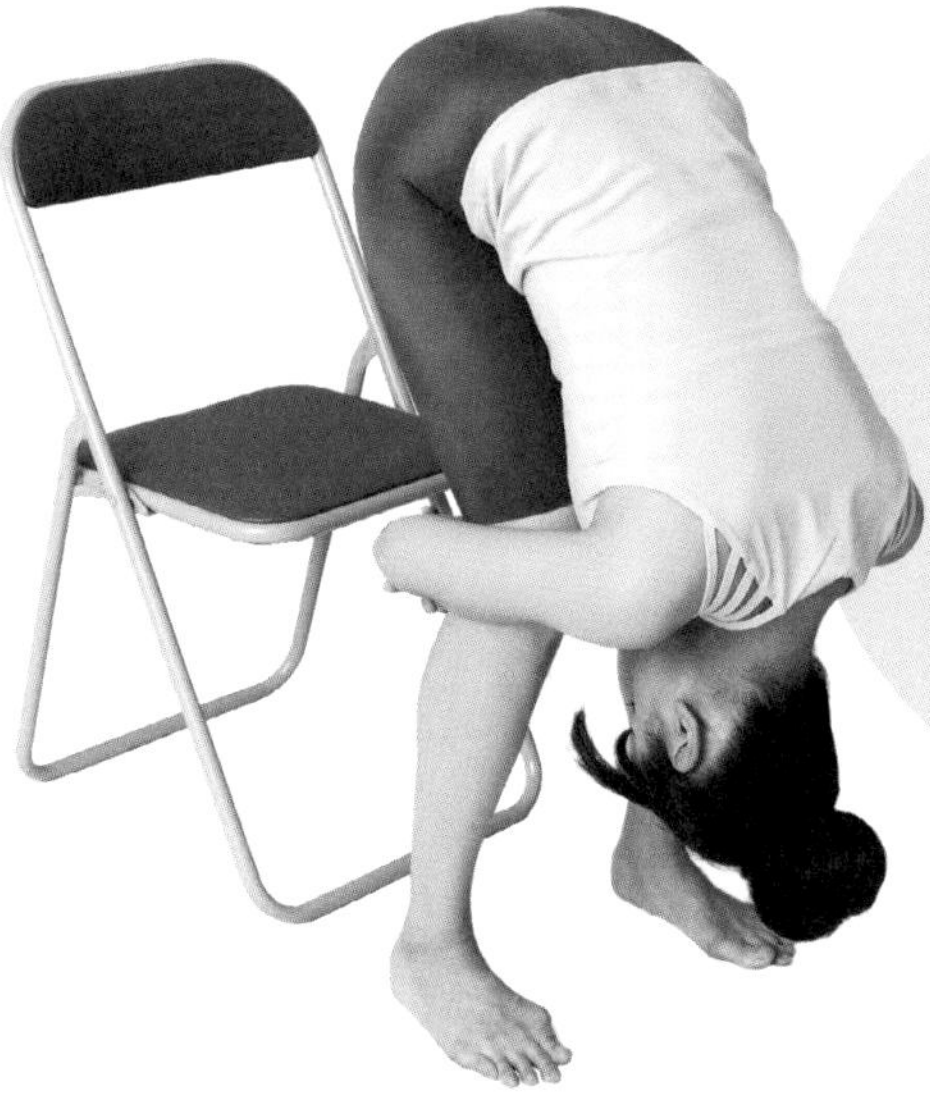

NG

・おなかと太ももの間に隙間ができている

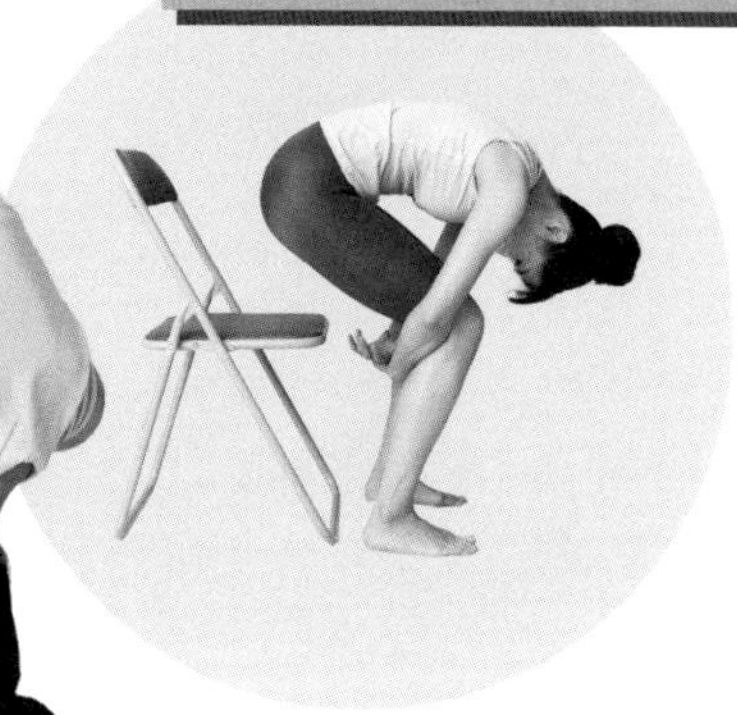

2

上体を前に倒して
おなかと太ももをつけ、
両手を太ももの裏で
交差させてロックする

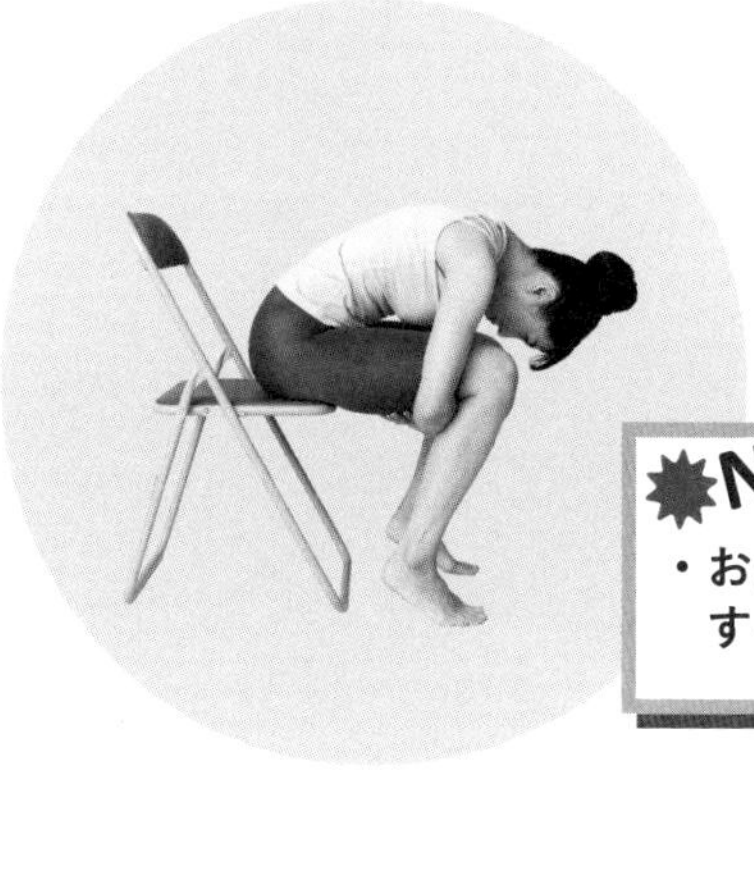

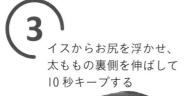

NG

・お尻を浮かせようとするときにかかとも浮かす

お尻伸ばしのやり方

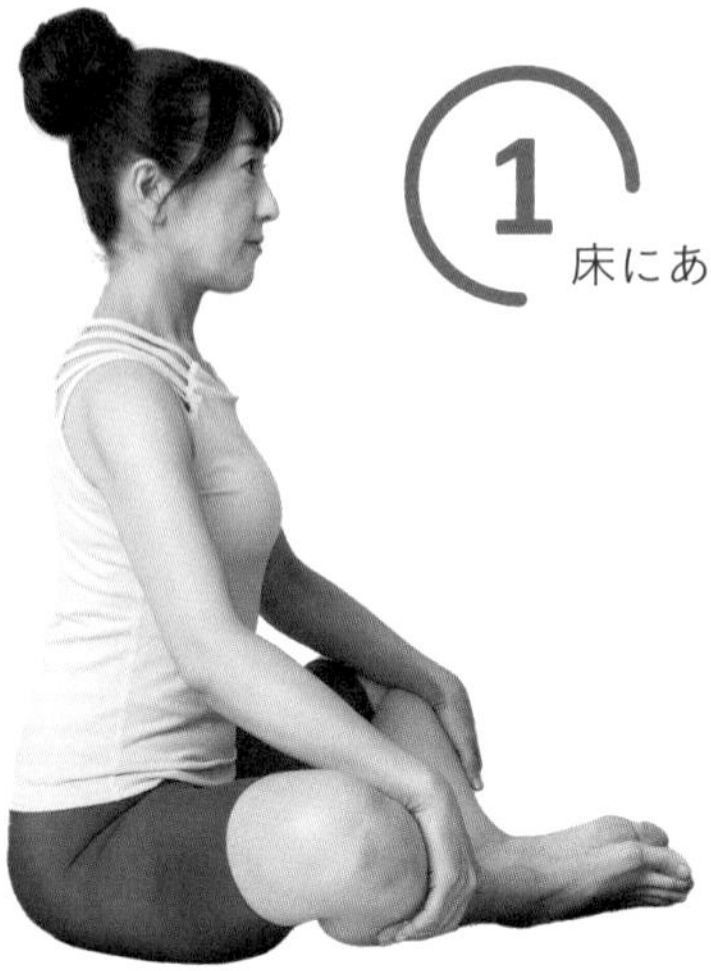

1 床にあぐらをかく

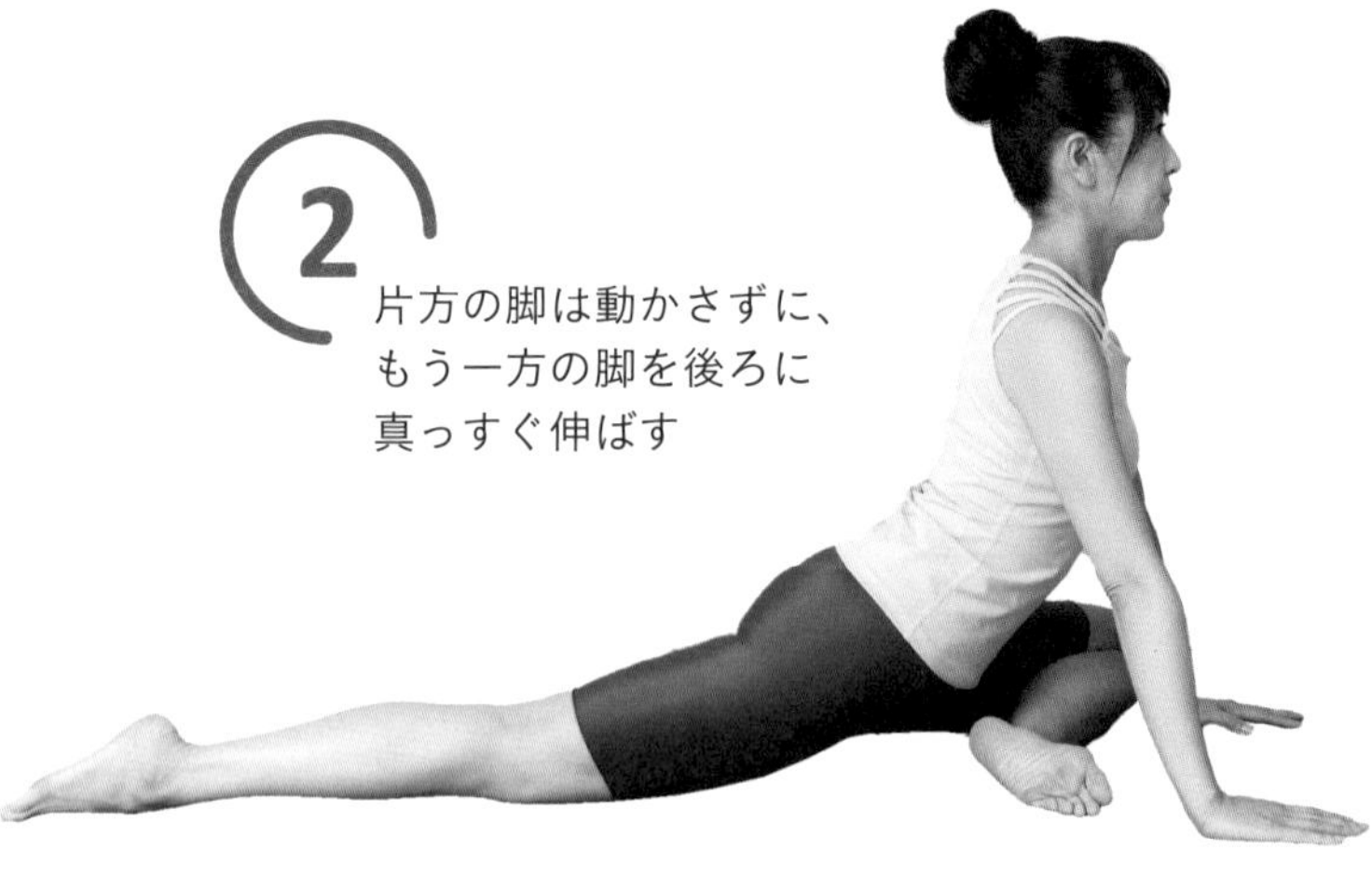

2 片方の脚は動かさずに、
もう一方の脚を後ろに
真っすぐ伸ばす

NG

・前方に置いた脚もいっしょに動かす

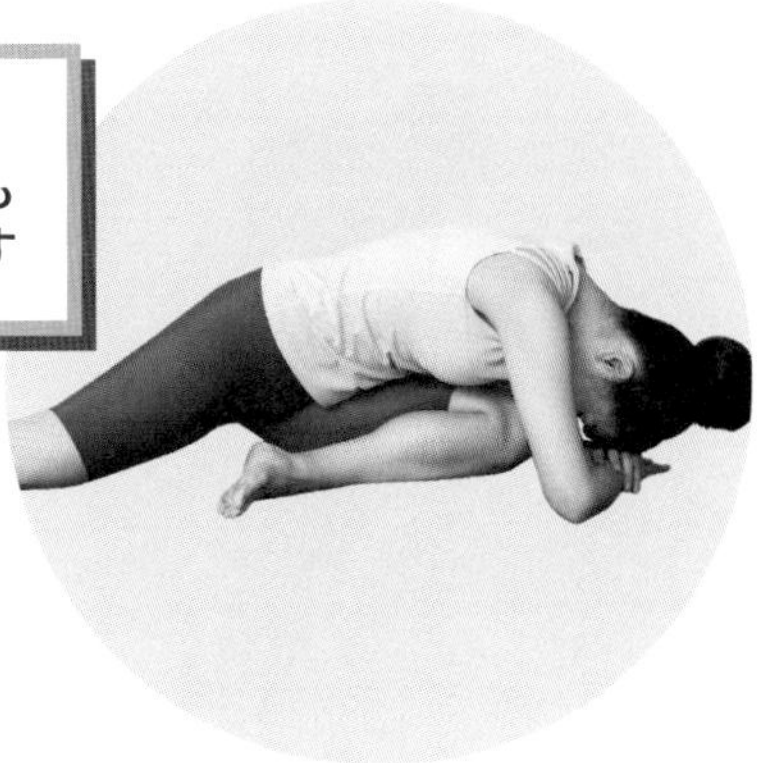

3

上体を前に倒して、
両手を床の上で組み、
手の甲の上にひたいをのせて
10 秒キープする

4

脚を組み替えて同様に行う

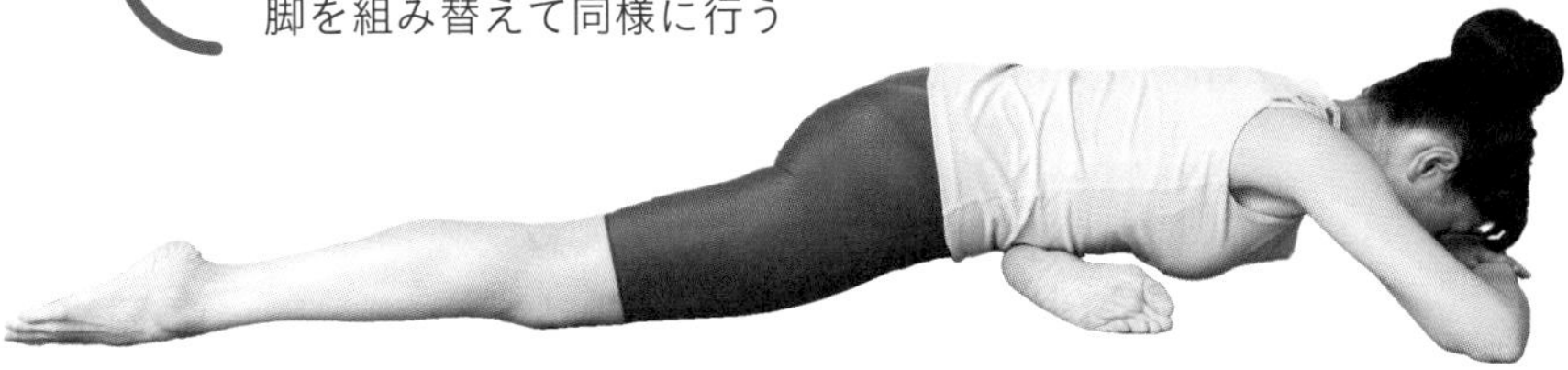

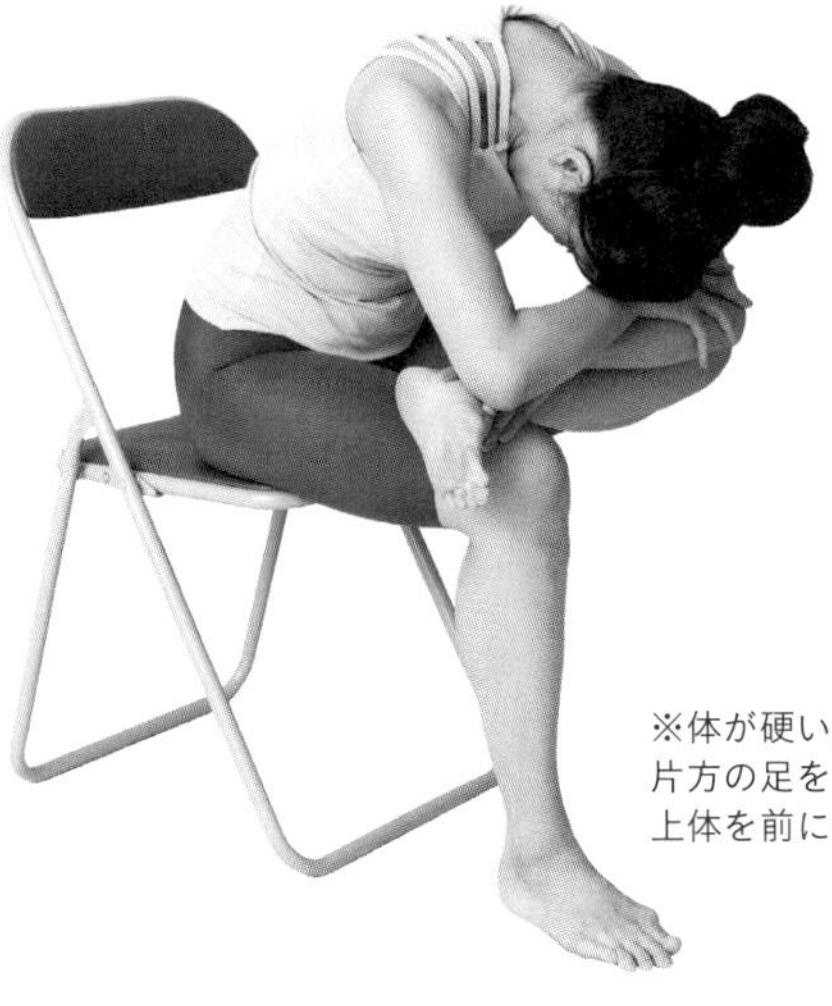

※体が硬い人は、イスに座り、
片方の足をもう一方の脚の上にのせて、
上体を前に倒してもよい

ふくらはぎ伸ばしのやり方

1 床にあぐらをかく

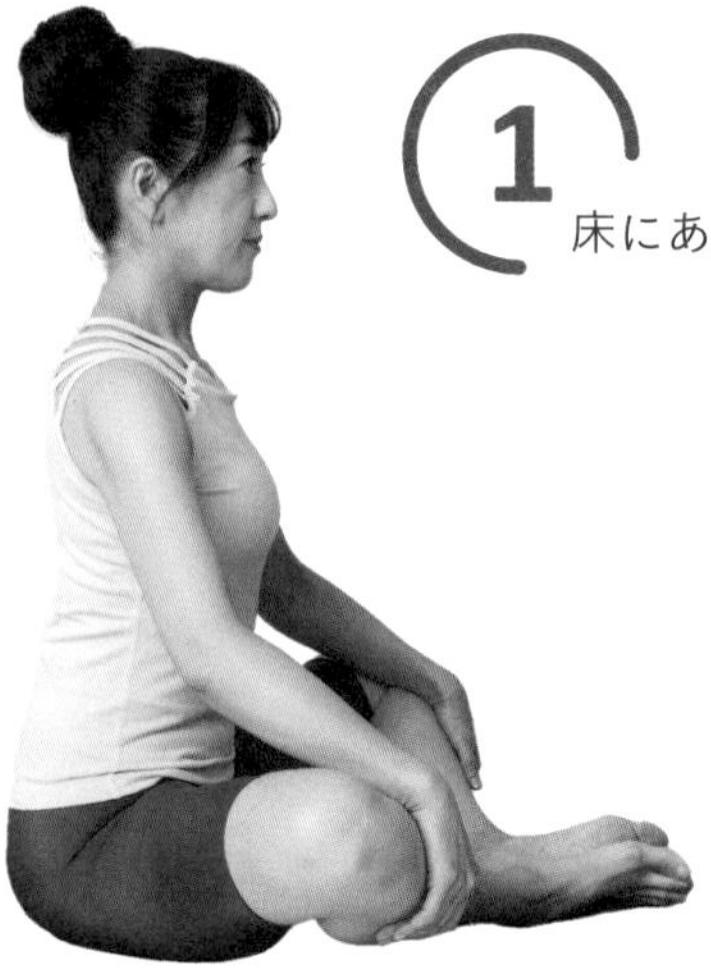

2 片方の脚を
真っすぐ
前に伸ばす

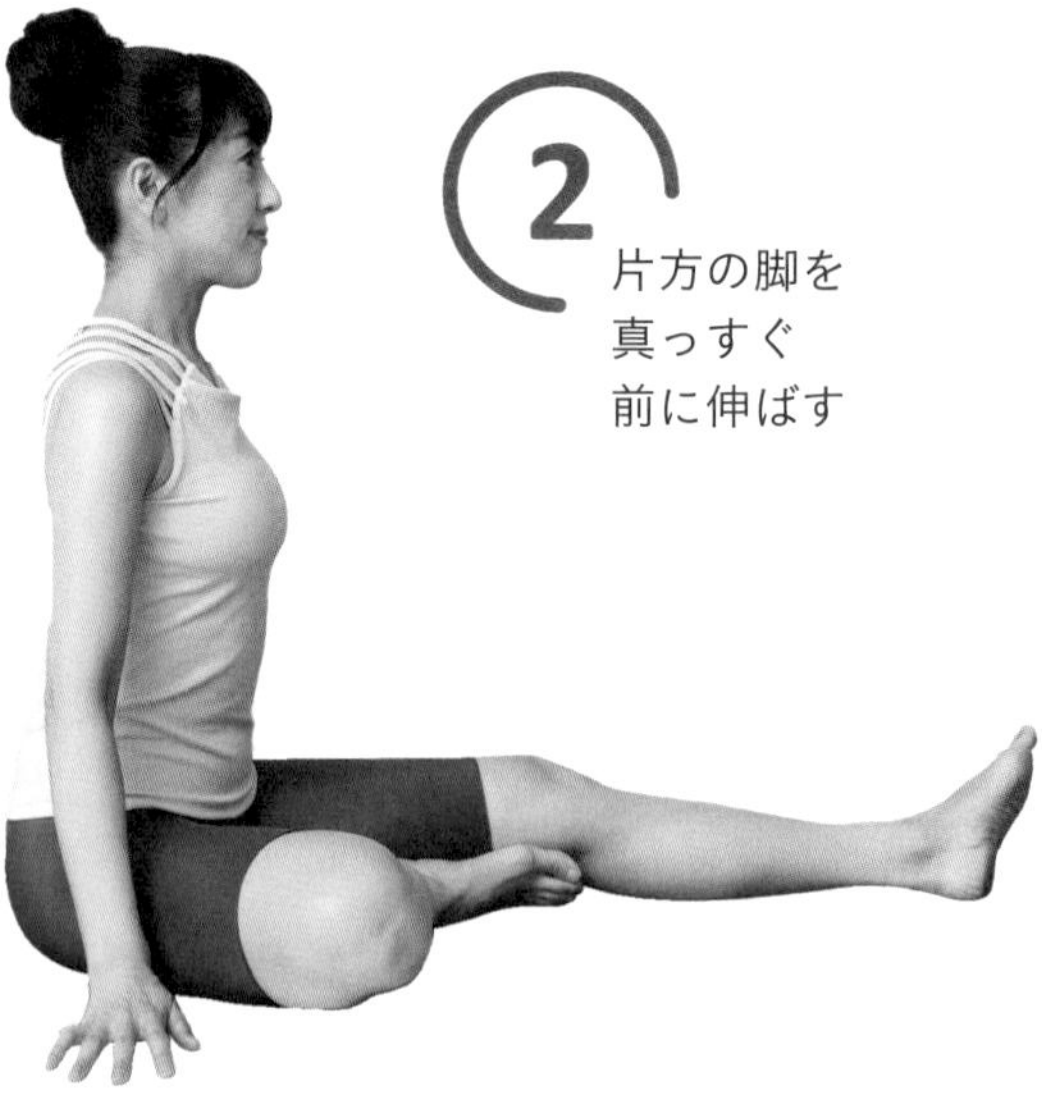

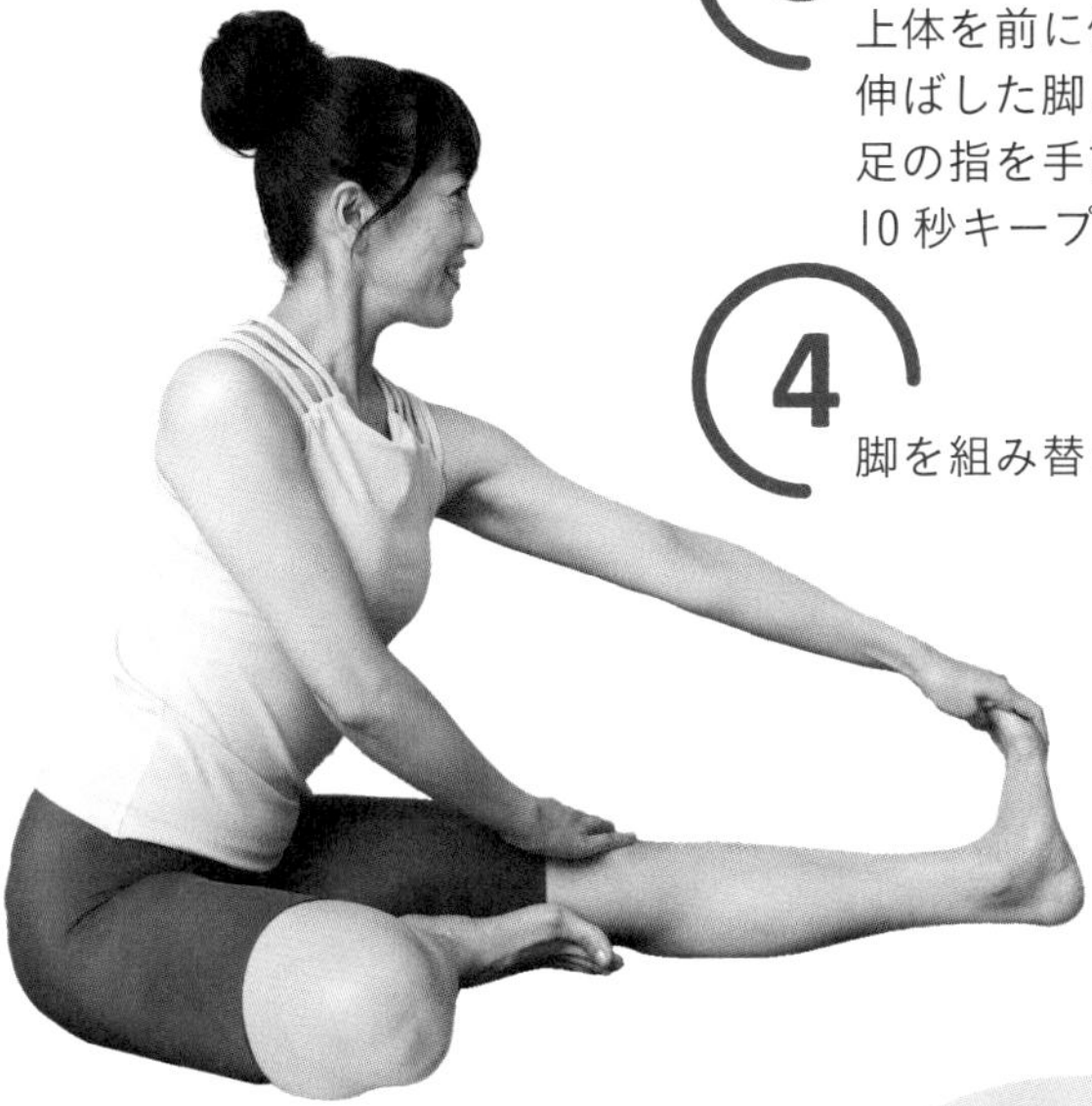

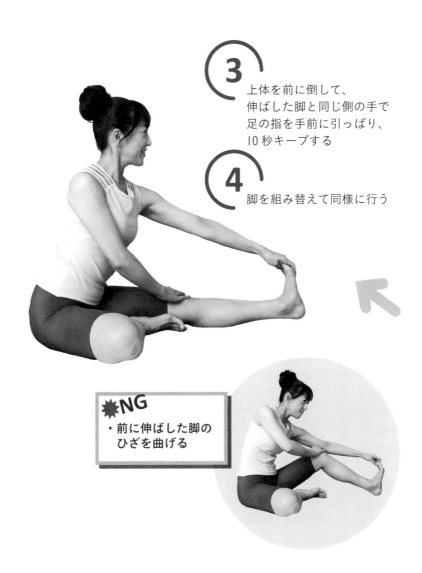

3
上体を前に倒して、
伸ばした脚と同じ側の手で
足の指を手前に引っぱり、
10 秒キープする

4
脚を組み替えて同様に行う

NG
・前に伸ばした脚の
ひざを曲げる

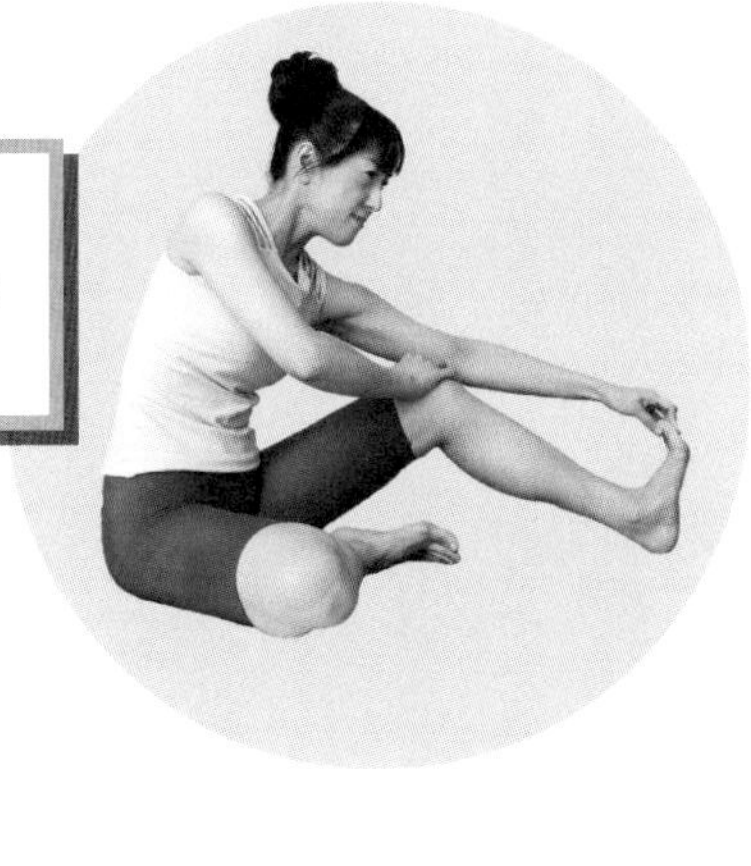

4方向へ10秒ずつ動かすだけ

3種類のストレッチを行ったら、**ひざのお皿エクササイズのメインメニューである「ひざのお皿浮かし」**にとりかかりましょう。ひざのお皿を軽く動かすだけで、大腿《だいたい》骨《こつ》（太ももの骨）へ向かって圧迫されていたひざのお皿が浮いてきて、ひざの〝もう一つの関節〟である膝蓋大腿関節《しつがいだいたいかんせつ》の炎症が改善し、ひざ痛を解消することができます。

ひざのお皿浮かしのやり方

P50 ◀◀◀

ひざが痛くて、ひざの裏を伸ばしきれていない人は、床に座って脚を前に伸ばしたときに、ひざの裏が床から浮いているものです。このとき、**無理にひざを伸ばそうとすると、ひざに力が入ってひざのお皿を動かしにくくなります。**したがって、**そういう人は、ひざを曲げたまま（ひざの裏が床から浮いたまま）行ってかまいません。ひざの力を抜いて行うのがポイントです。**

ひざのお皿浮かしは、前項のストレッチとセットで行うものなので、ストレッチと同様に、1日に1～2度行います。体が温まって、筋肉や関節が軟らかくなっている風呂上がりと、外出する直前に行えれば理想的です。

痛むひざが片方だけの場合でも、必ず両ひざで行ってください。その時点では片側だけが痛くても、歩行時の負荷《ふか》などが長年かかり続けていれば、やがて反対のひざも痛くなる可能性が高いからです。

横方向に10秒、縦方向に10秒、そして斜め方向に10秒ずつの合計40秒、ひざのお皿を浮かして動かすだけで、膝蓋大腿関節の炎症が取れるばかりか、ひざ周辺の組織も柔らかくなって、ひざ痛が消えていきます。ぜひ実行してみてください。

ひざのお皿浮かしのやり方

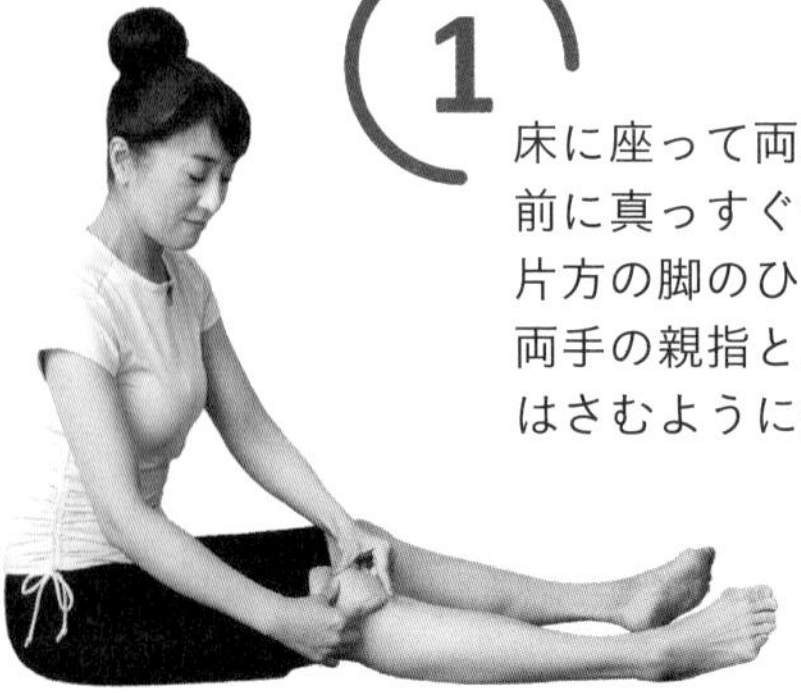

1

床に座って両脚を
前に真っすぐ伸ばし、
片方の脚のひざのお皿の左右を、
両手の親指と人さし指で
はさむように押さえる

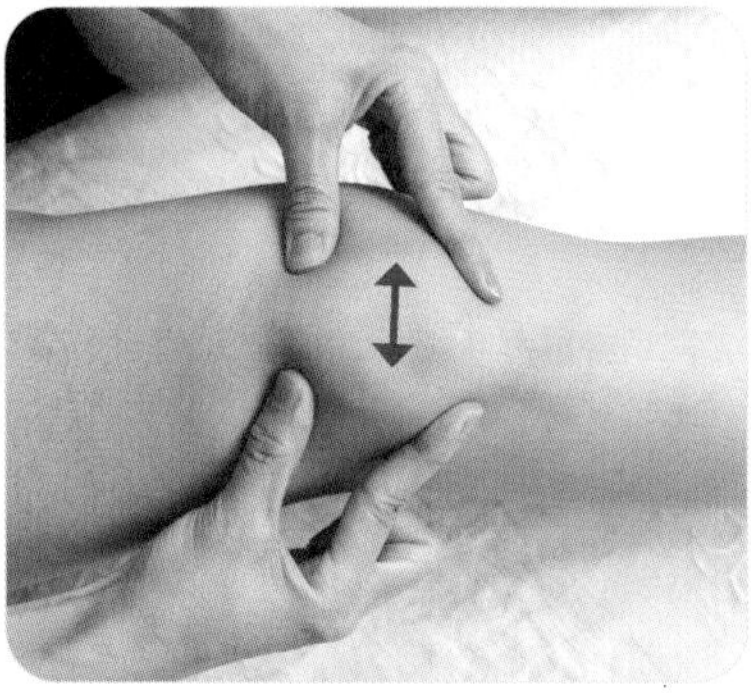

2

ひざのお皿を
軽く上に
浮かせながら、
左右に10秒間
揺らす

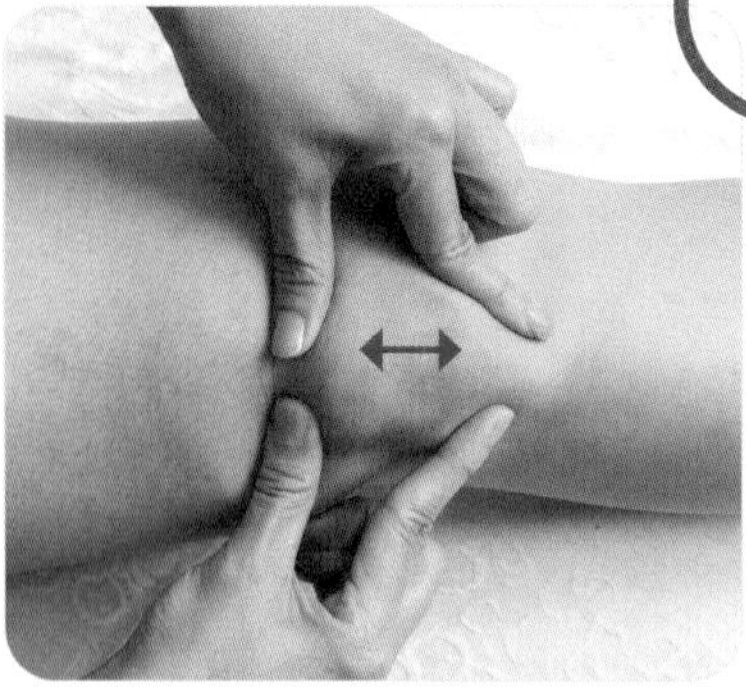

3

同様に上下に
10秒間揺らす

QRコードリーダーで
読み取ると動画を見
ることができます

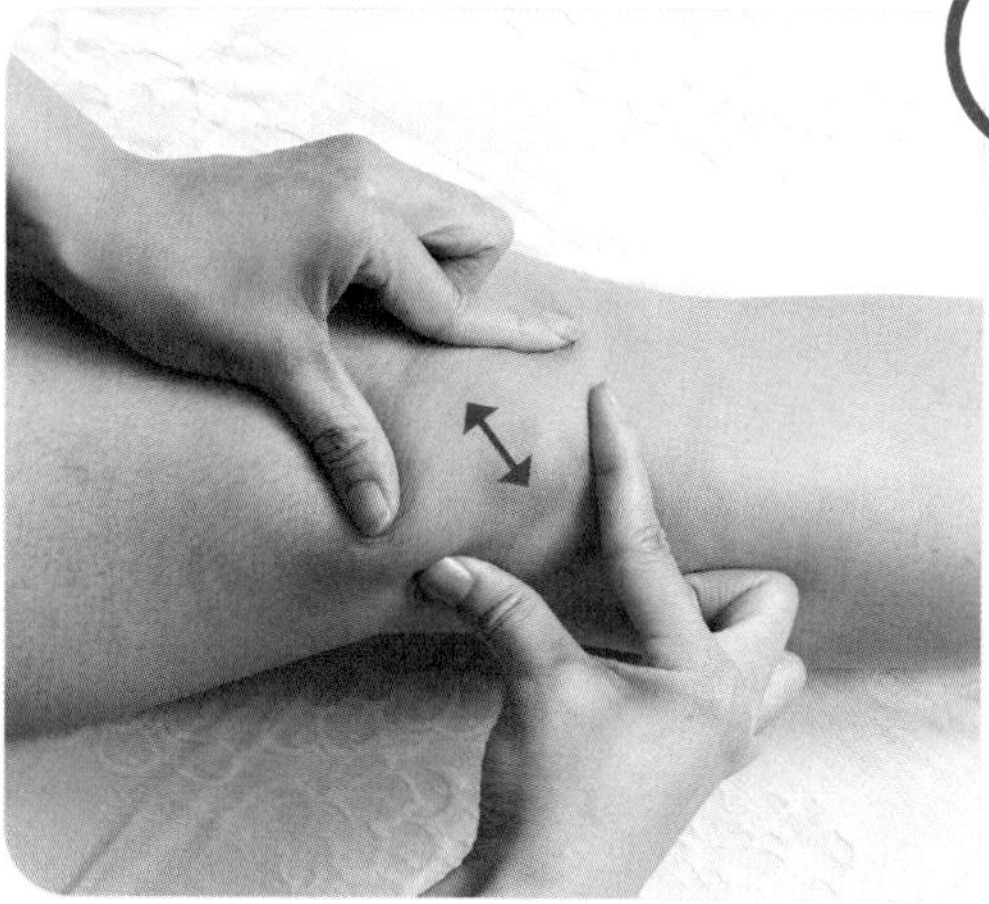

4
同様に斜め方向
（左下ー右上）に
10秒間揺らす

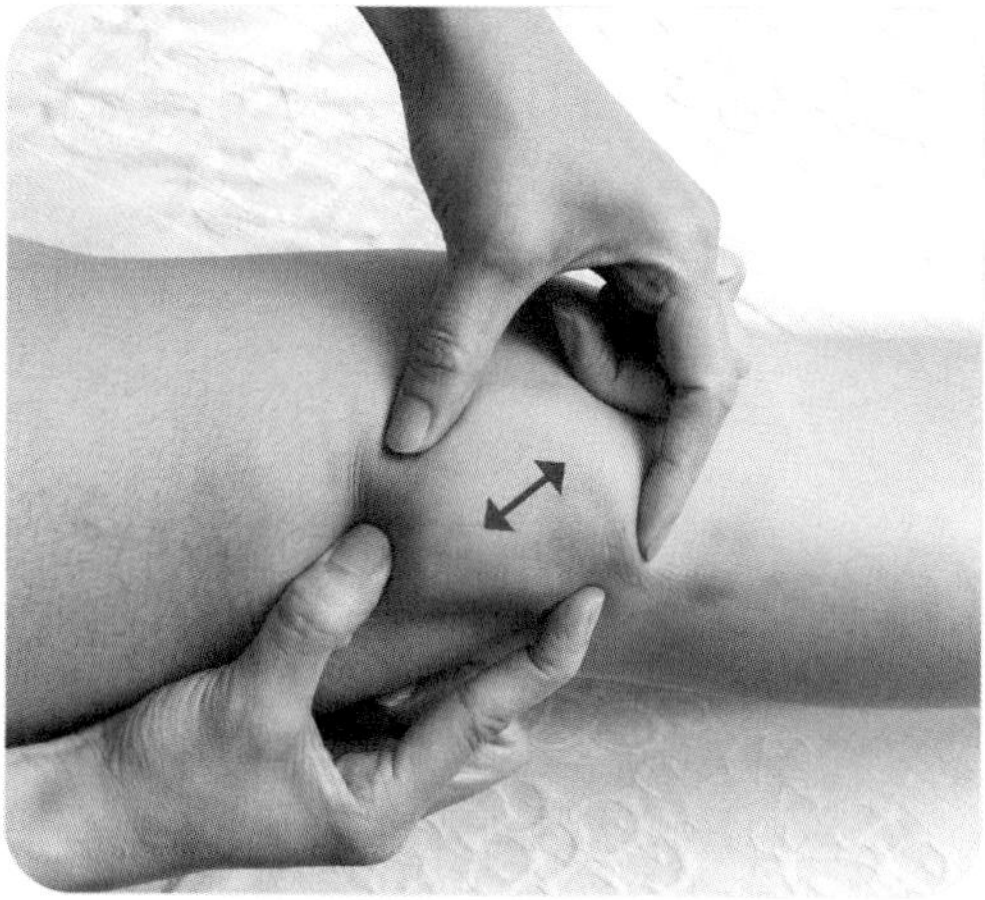

5
同様に斜め方向
（右下ー左上）にも
10秒間揺らす

6
反対の脚も
同様に行う

筋トレも加えればさらに効果的

本章の最後に、ひざのお皿浮かしの効果をさらに高めるための筋力トレーニング（筋トレ）を紹介しましょう。

第1章でも述べたように、海外では運動療法がひざ痛治療の主流となっています。その運動療法の代表的なものの一つが筋トレです。ひざ痛のある人は、長年にわたる歩行時の負荷の積み重ねによって、ひざ周辺の筋力が衰《おとろ》えています。そのうえ、ひざが痛くて歩く機会のへることが、筋力の衰えに拍車をかけているのです。

ここで、自分のひざ周辺の筋力が衰えているかをチェックする方法を紹介しましょう。自分のひざをよく見てください。**ひざのお皿の上の内側（足の第1指〈親指〉側）に深い横ジワが2～3本ないでしょうか。そういう人は、間違いなくひざ周辺の筋力が衰えています。**ぜひ、これから紹介する筋トレを行ってください。

ここで鍛える筋肉は、大腿四頭筋《だいたいしとうきん》（太ももの前側の筋肉）、腓腹筋《ひふくきん》（ふくらはぎの筋肉）、足底筋肉群《そくていきんにくぐん》（足の裏の筋肉群）、大臀筋の4種類です。

ひざ周辺の筋力の衰えのチェック法

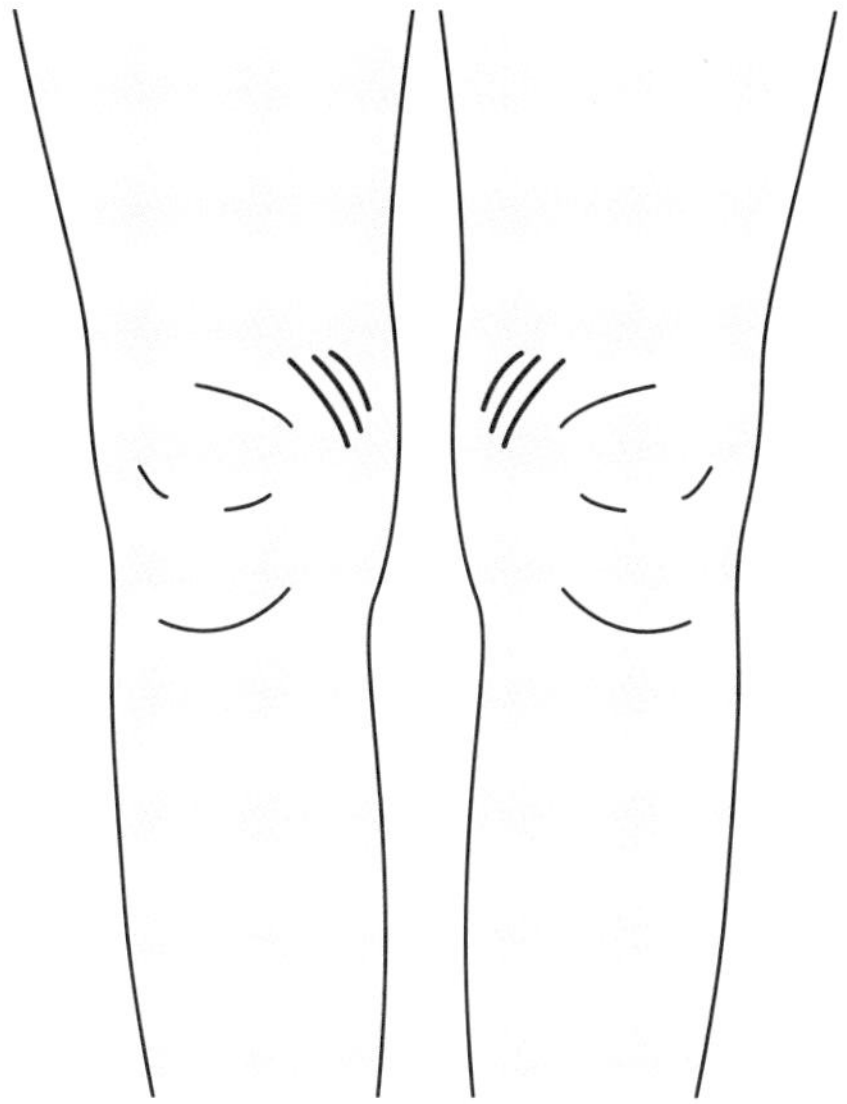

ひざのお皿の上の内側に深い横ジワが２～３本あれば筋力が衰えている

最初に、大腿四頭筋を鍛《きた》える筋トレを二つ紹介しましょう。大腿四頭筋は、大腿《だいたい》直筋《ちょっきん》、中間広《ちゅうかんこう》筋《きん》、内側広筋《ないそくこうきん》、外側広筋《がいそくこうきん》という四つの筋肉で構成されています。この四つの筋肉をまんべんなく鍛えることのできるのが「かかと10センチ上げ筋トレ」です。

かかと10センチ上げ筋トレのやり方

P56

太ももの上を手で押さえると、脚が安定して、かかとを上げやすくなります。

大腿四頭筋を構成する四つの筋肉のなかでも、とくに内側広筋を鍛える効果の高いのが「脚上げ足首曲げ筋トレ」です。内側広筋はひざを伸ばすときに使う筋肉で、ひざのお皿を安定させる働きをします。

脚上げ足首曲げ筋トレのやり方

P58

次に、腓腹筋と足底筋肉群の両方を鍛える筋トレを2種類紹介しましょう。まず、「タオルギャザー」からです。

タオルギャザーのやり方

P60

足の甲の上に反対の足をのせると、足の甲の筋肉を使わずに、足の指だけでタオルをたぐり寄せることができます。これにより、足底筋肉群が鍛えられ、足の裏のアーチがしっかりして、歩行時の地面からの衝撃を吸収することができます。同時に、腓腹筋も鍛えられるため、ひざのお皿が安定してきます。

最後に、「壁つき後ろ歩き」を行いましょう。つま先立ちになって後ろ歩きをすることにより、腓腹筋と大臀筋を鍛えることができます。

壁つき後ろ歩きのやり方

P62

80～90センチ（壁に手をついていられるギリギリまで）後ろに歩き、戻ることをくり返しましょう。

以上の4種類の筋トレを、1日に1～2度行ってください。とくに時間帯は決めずに、手のすいたときに行うようにするとよいでしょう。

ただし、**ひざの痛みが激しくてつらいときは、まずストレッチとひざのお皿浮かしで痛みをある程度軽減させてから、筋トレをプラスするようにしてください。**

太もも、ふくらはぎ、足の裏の筋力がつけば、ひざが安定し、ひざにかかる圧力が取れて、ひざ痛は消えていきます。

かかと10センチ上げ筋トレのやり方

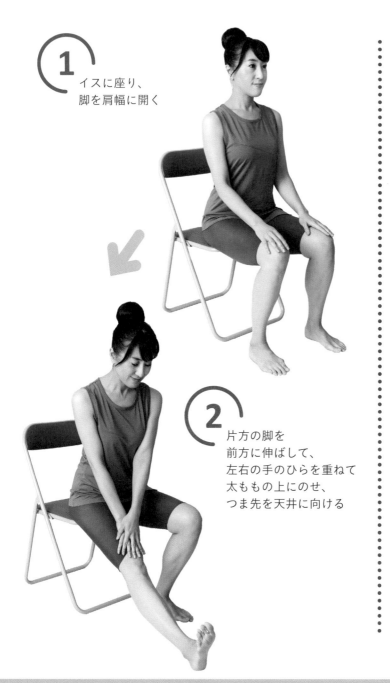

1
イスに座り、
脚を肩幅に開く

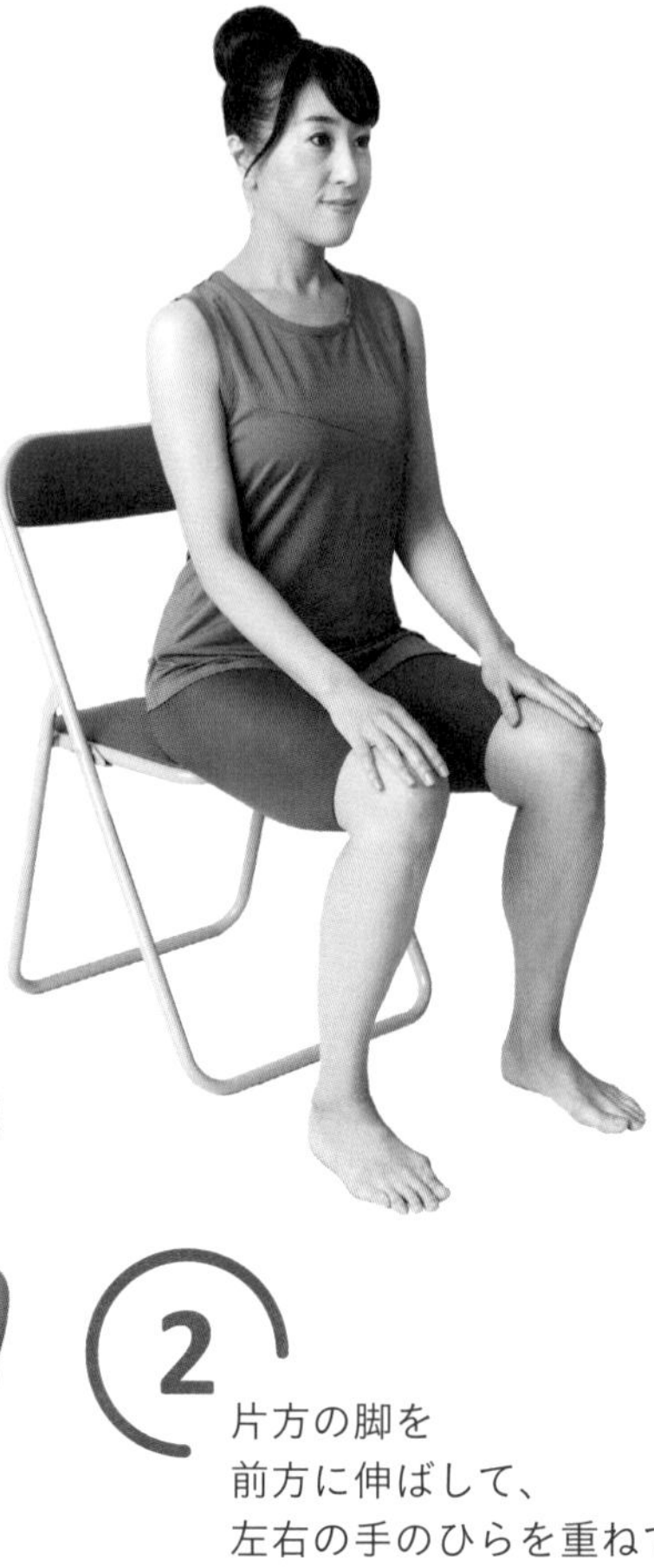

2
片方の脚を
前方に伸ばして、
左右の手のひらを重ねて
太ももの上にのせ、
つま先を天井に向ける

3

伸ばした足のかかとを
床から10センチくらい
上げて10秒キープ

4

左右交互に
10～30回くり返す

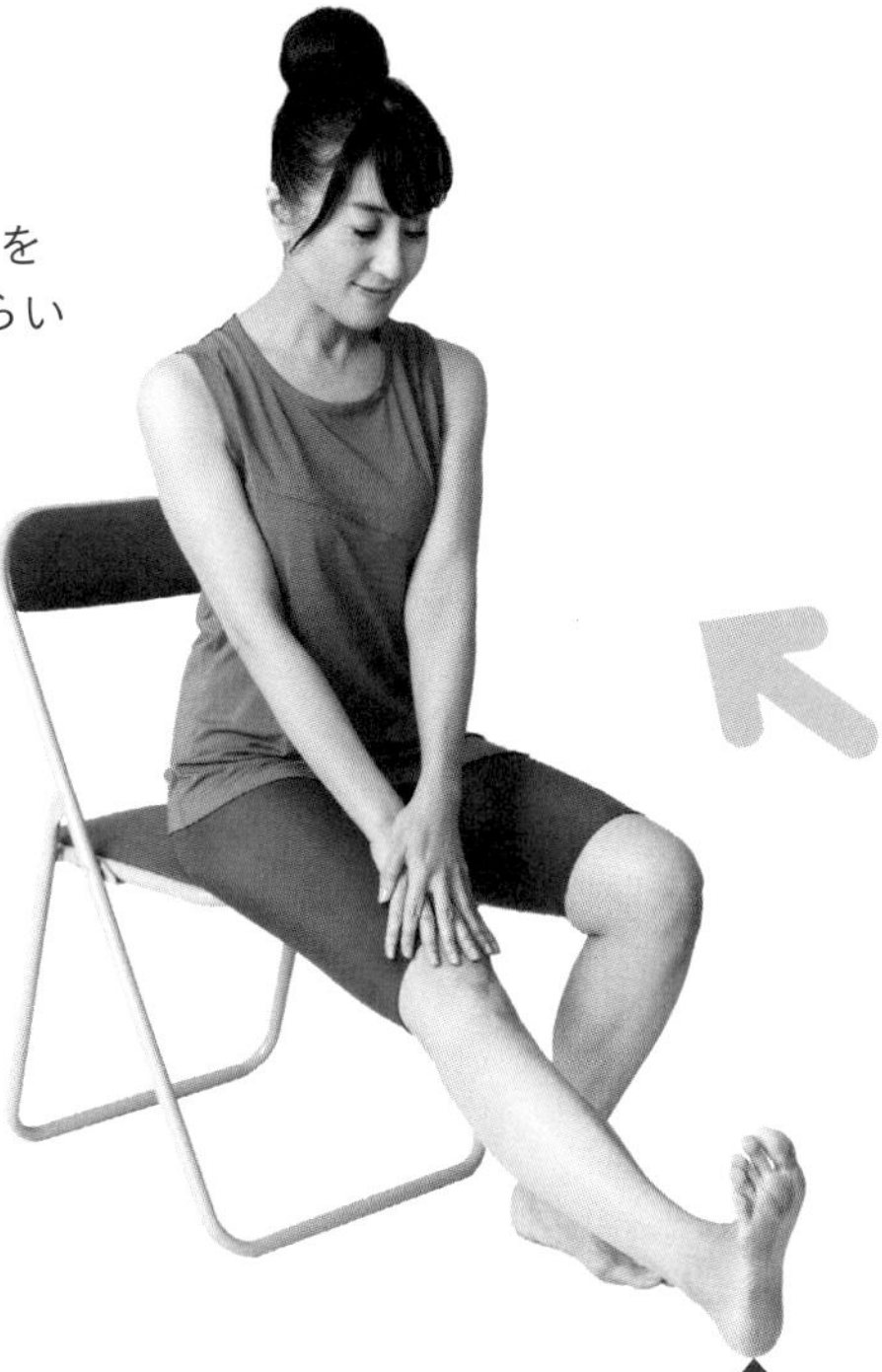

10センチ

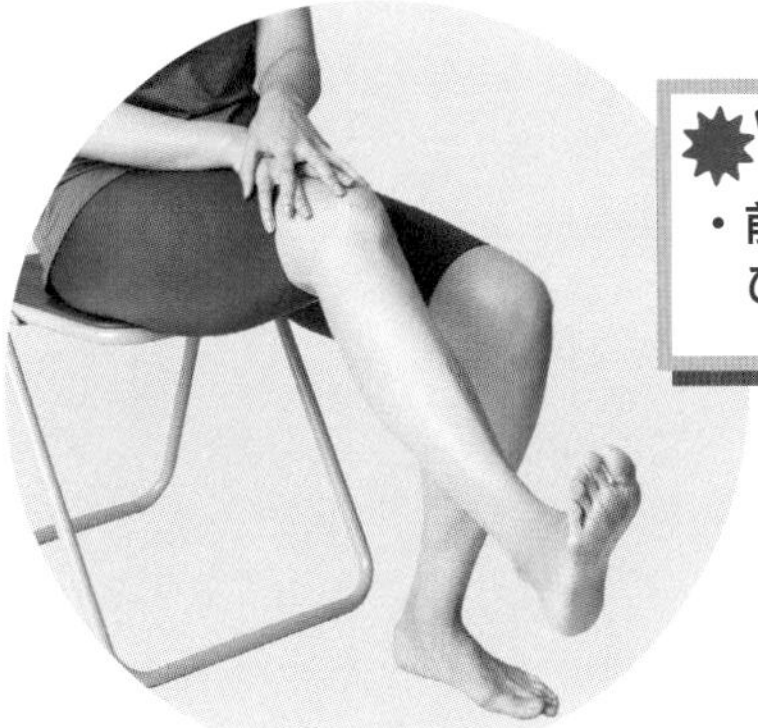

NG

- **前に伸ばした脚の**
  ひざを曲げる

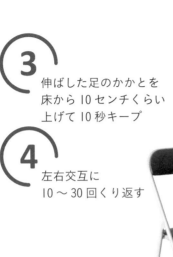

脚上げ足首曲げ筋トレのやり方

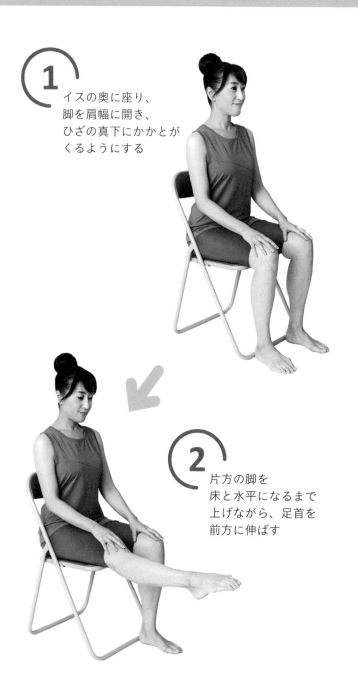

1

イスの奥に座り、
脚を肩幅に開き、
ひざの真下にかかとが
くるようにする

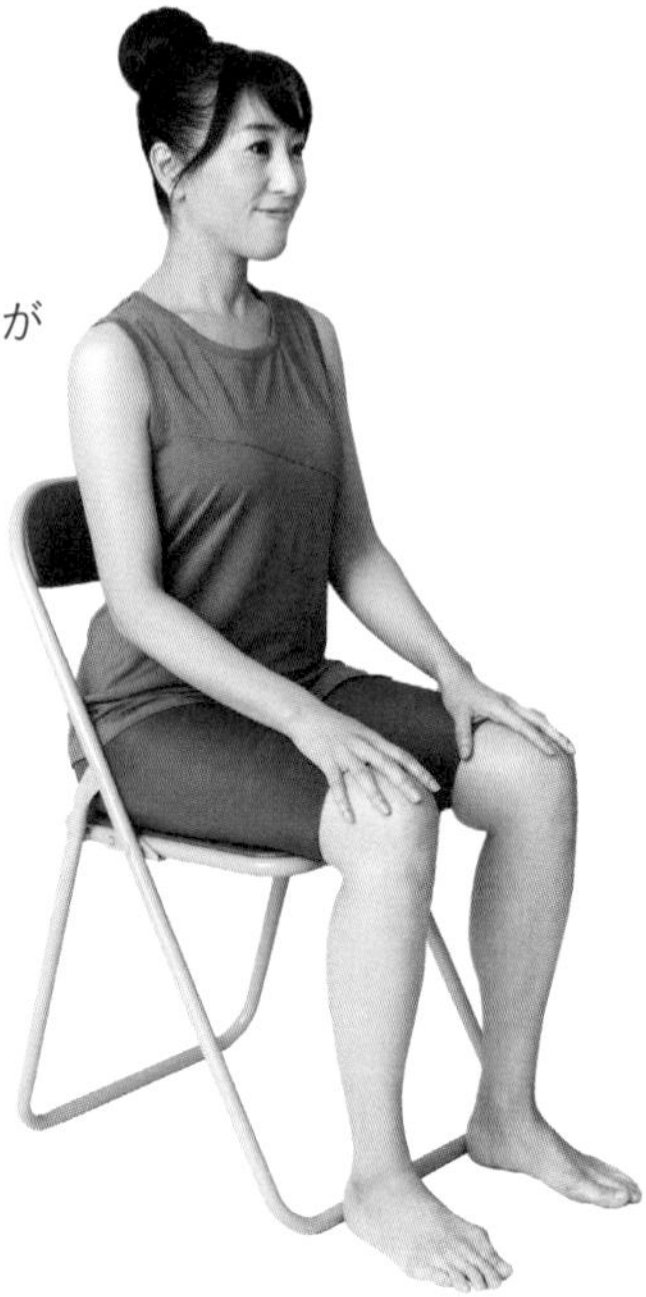

2

片方の脚を
床と水平になるまで
上げながら、足首を
前方に伸ばす

3
足首を手前に曲げて、
指先が床と直角になったら
10秒キープする

4
左右交互に
10～30回くり返す

※脚を上げたときに、上体が後ろに倒れやすいので、背もたれのついたイスを使うのがおすすめです。慣れてきたら、脚に重りをつけて行うと、より効果的です。

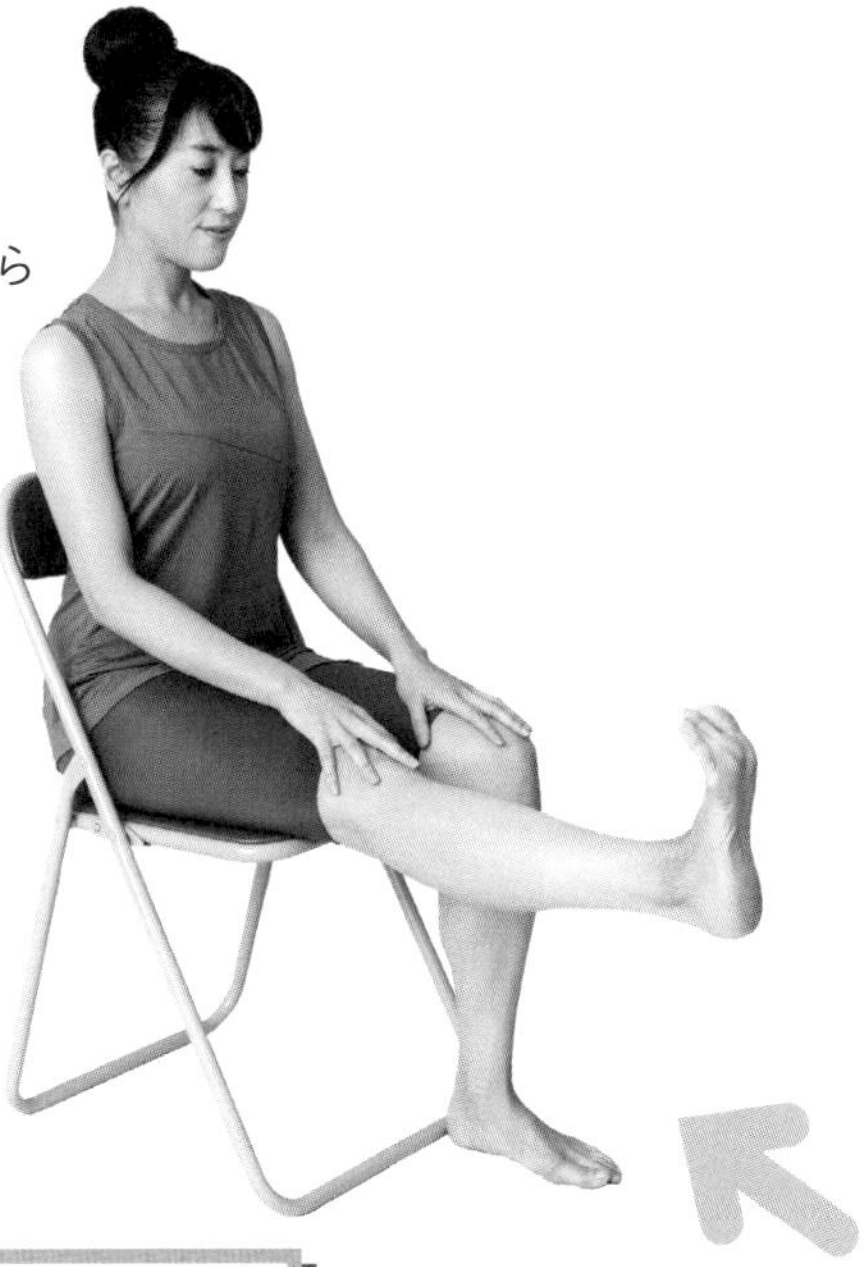

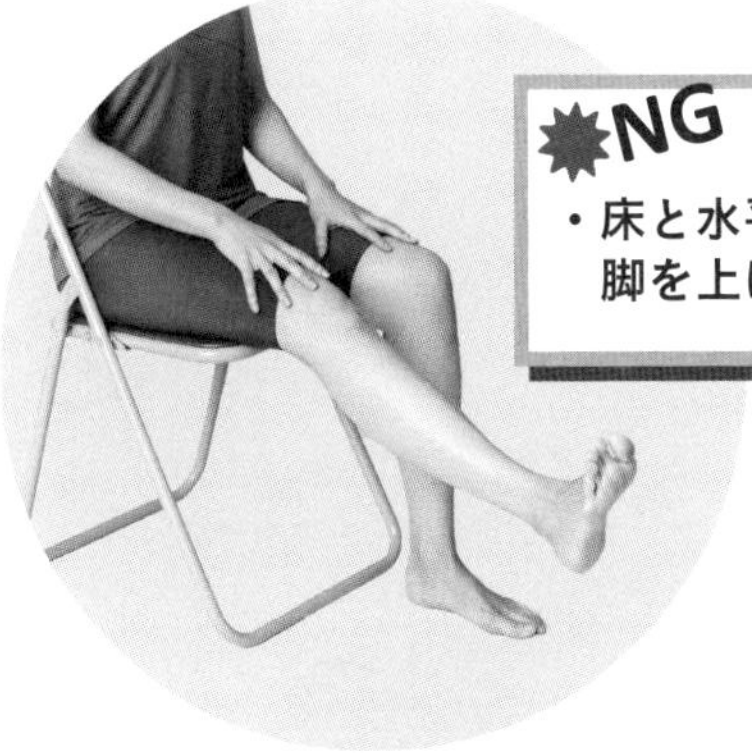

NG
- **床と水平になるまで脚を上げていない**

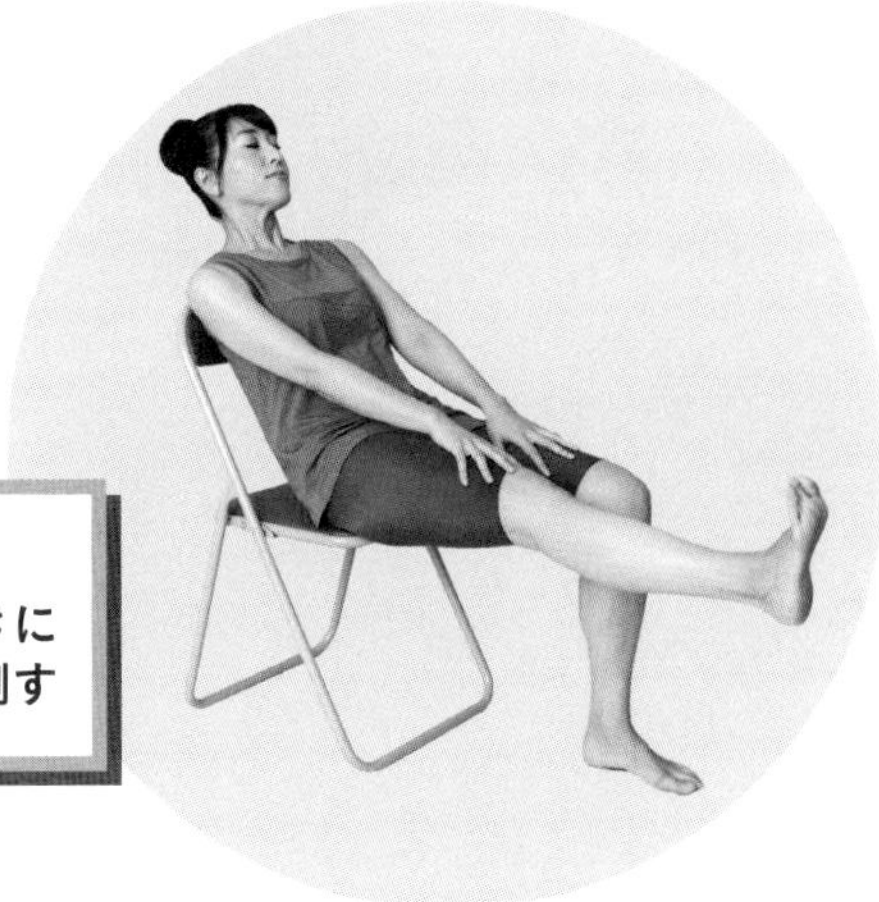

NG
- **脚を上げたときに上体を後ろに倒す**

タオルギャザーのやり方

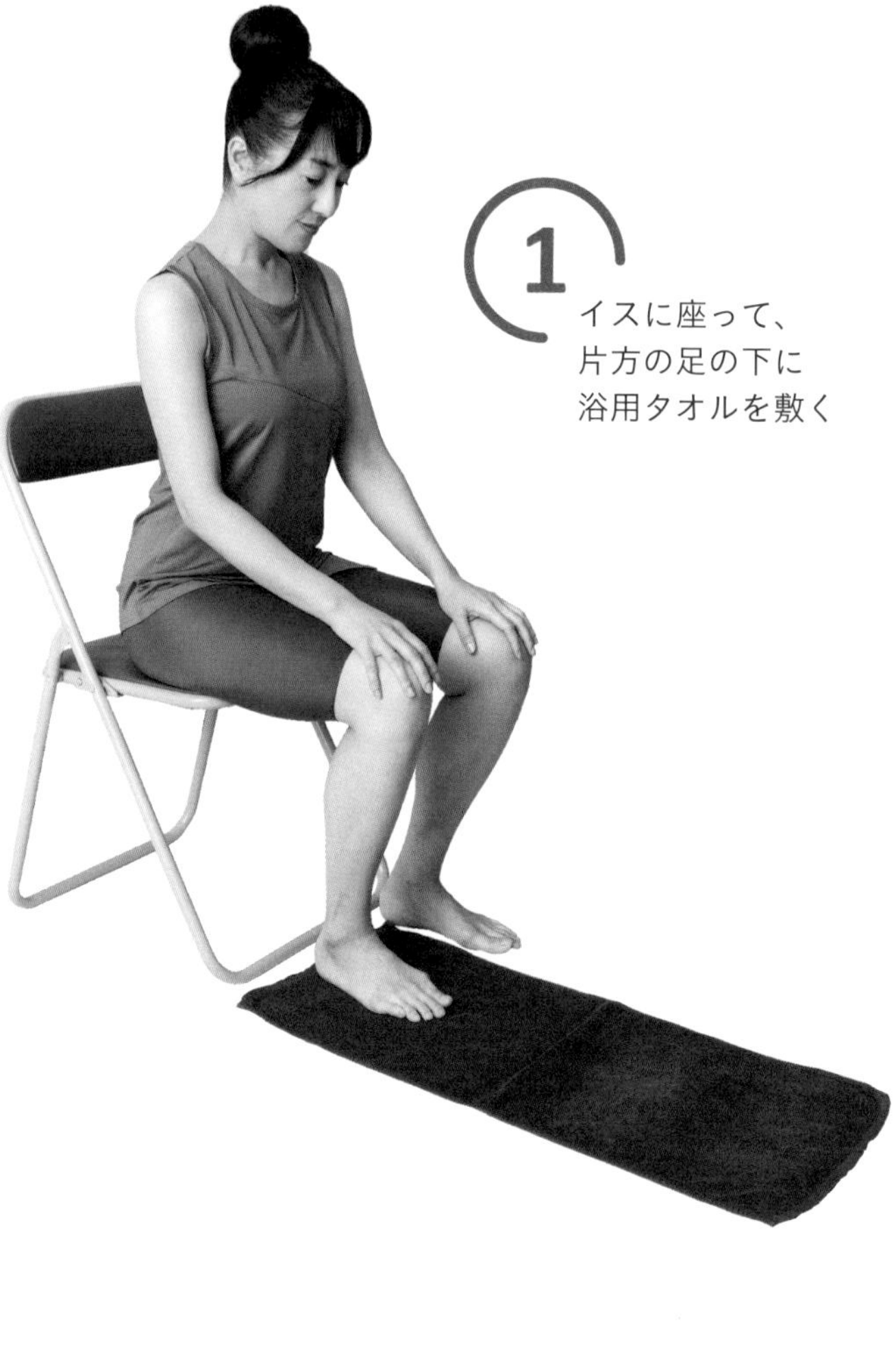

1
イスに座って、
片方の足の下に
浴用タオルを敷く

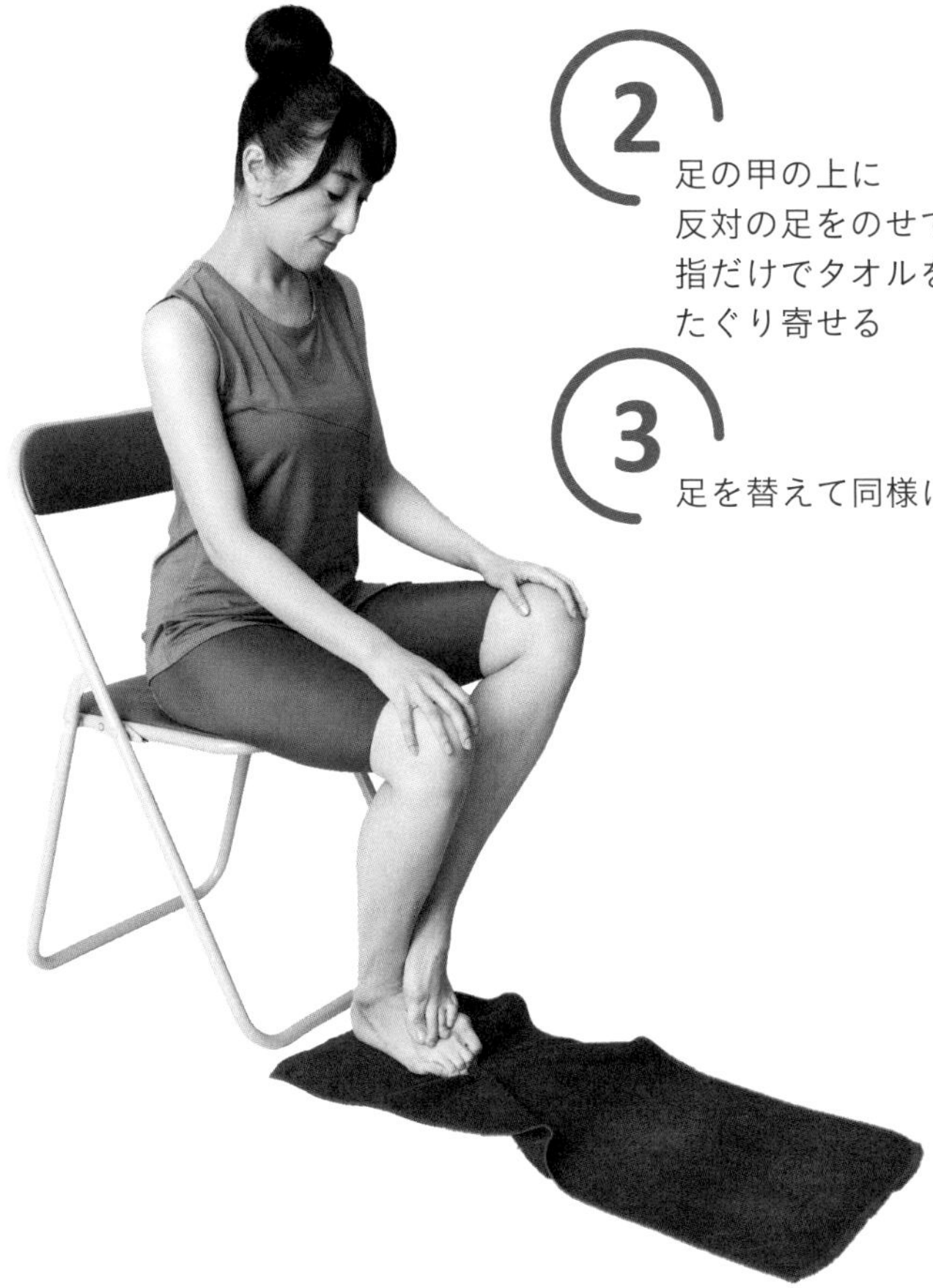

2 足の甲の上に
反対の足をのせて固定し、
指だけでタオルを
たぐり寄せる

3 足を替えて同様に行う

壁つき後ろ歩きのやり方

1

壁に向かって立ち、
左右の手のひらを
壁につけて、
つま先立ちになる

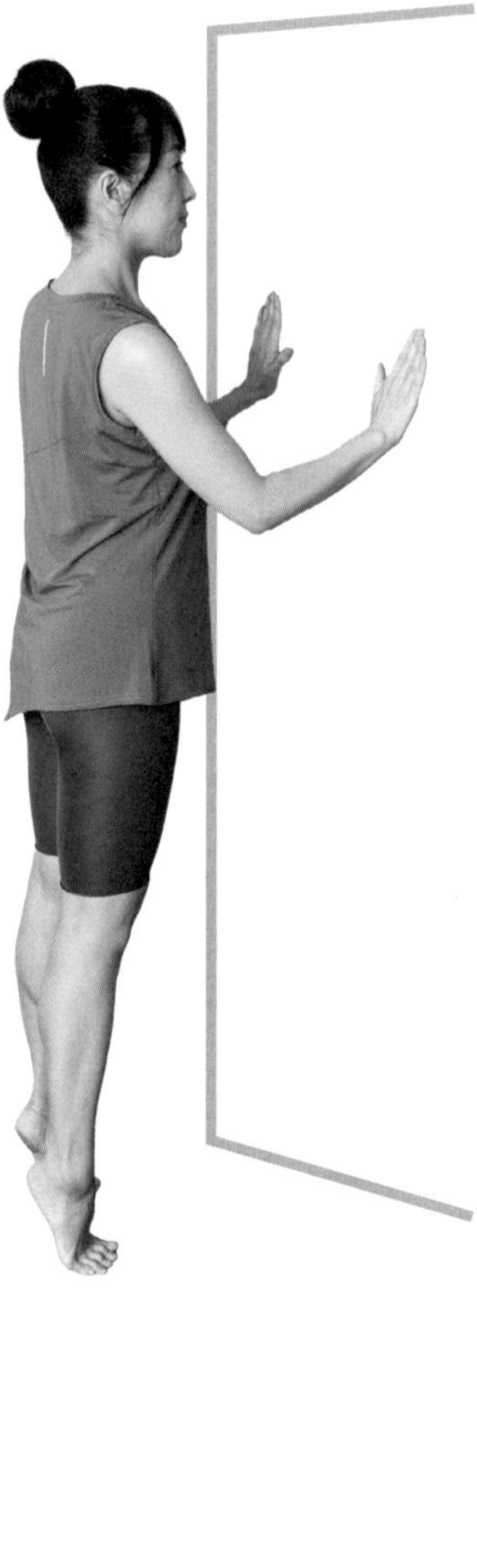

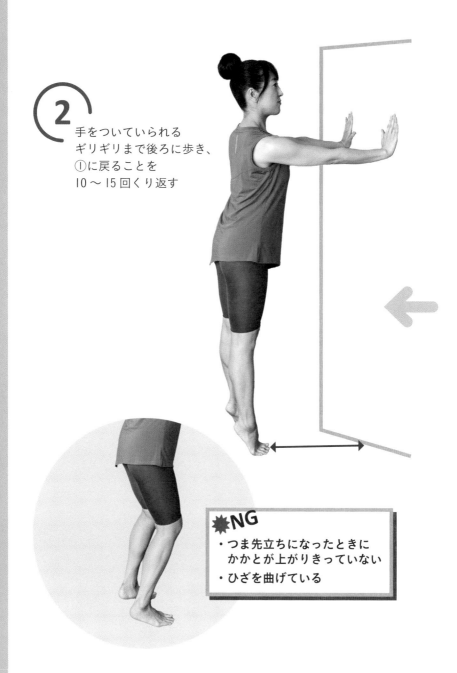

2

手をついていられる
ギリギリまで後ろに歩き、
①に戻ることを
10～15回くり返す

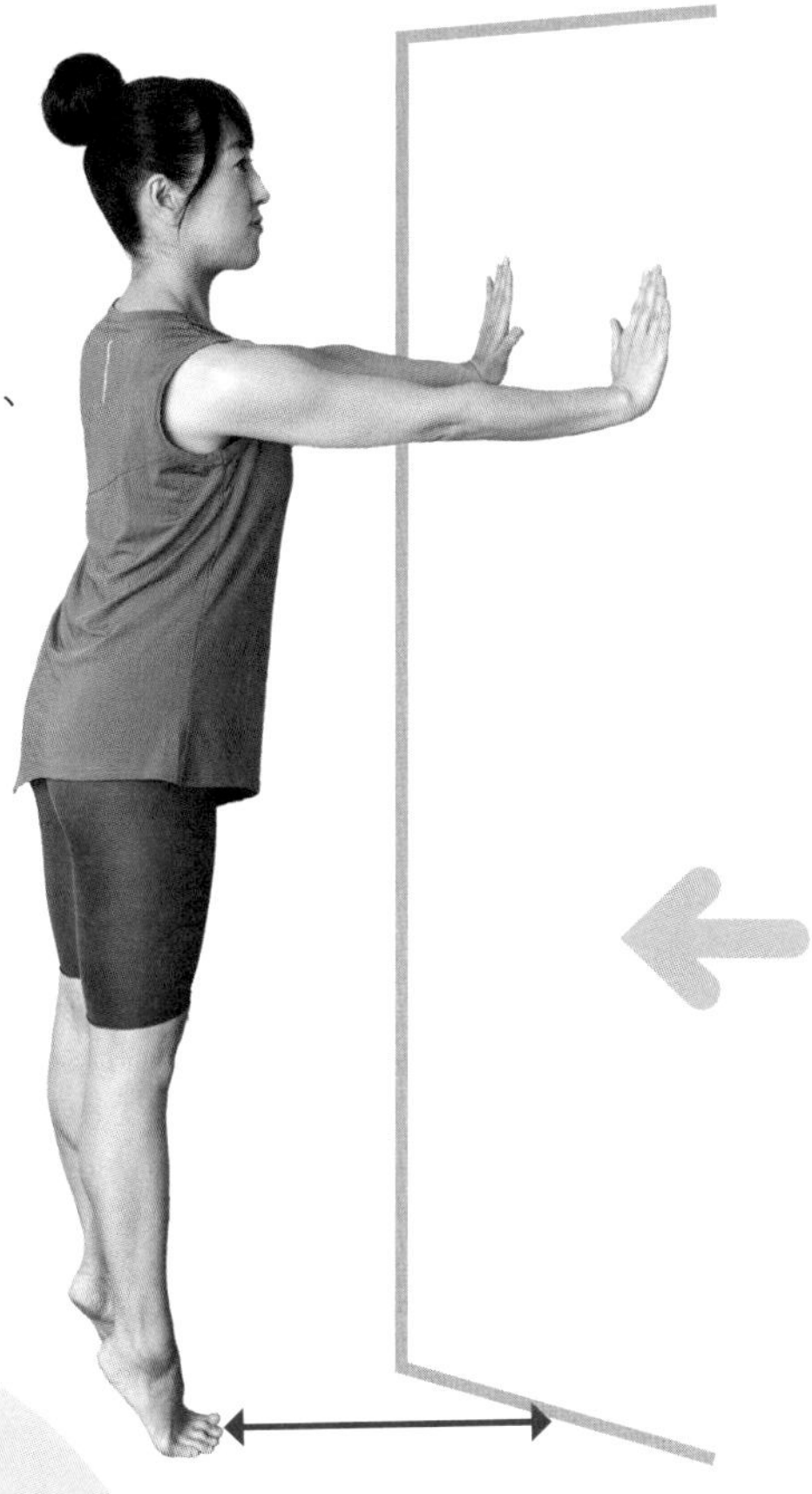

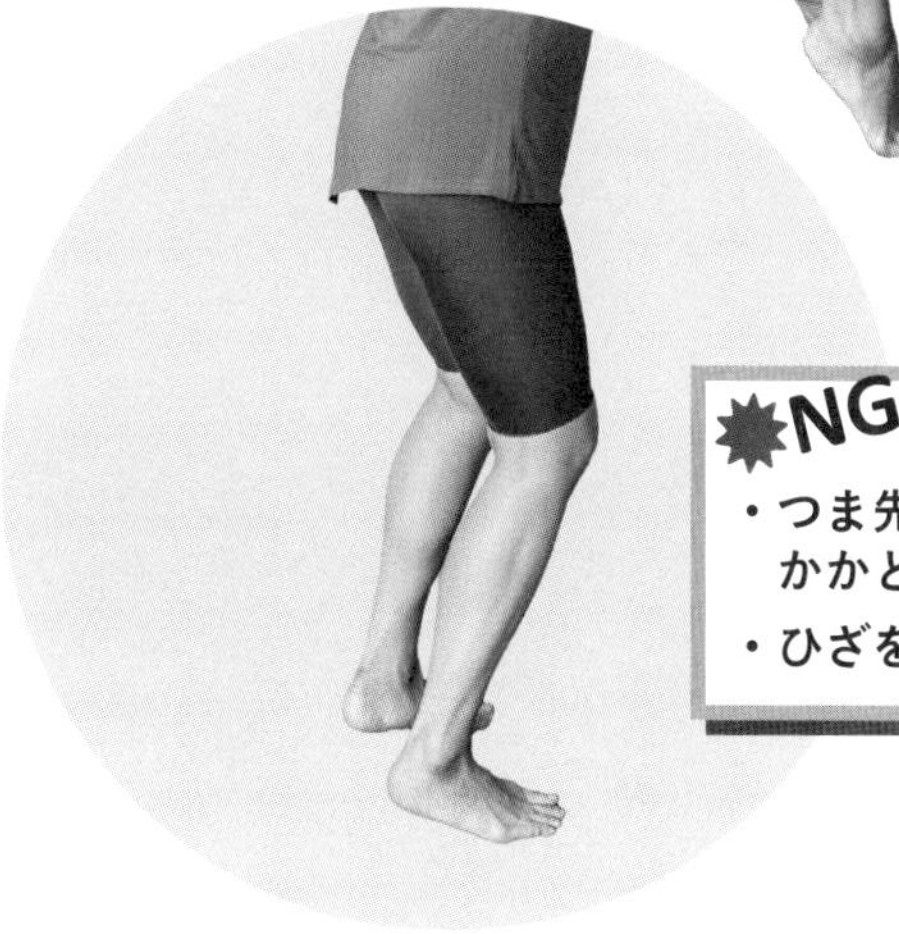

NG

- つま先立ちになったときに
  かかとが上がりきっていない
- ひざを曲げている

第４章

ひざのお皿エクササイズで
ひざ痛を克服した
体験者の手記

ダンスで酷使して悲鳴をあげた右ひざが1ヵ月でほぼ正常な状態に戻り腫れも痛みも引いて水がたまることもなくなった

下山直美《しもやまなおみ》さん　ダンサー・振付師

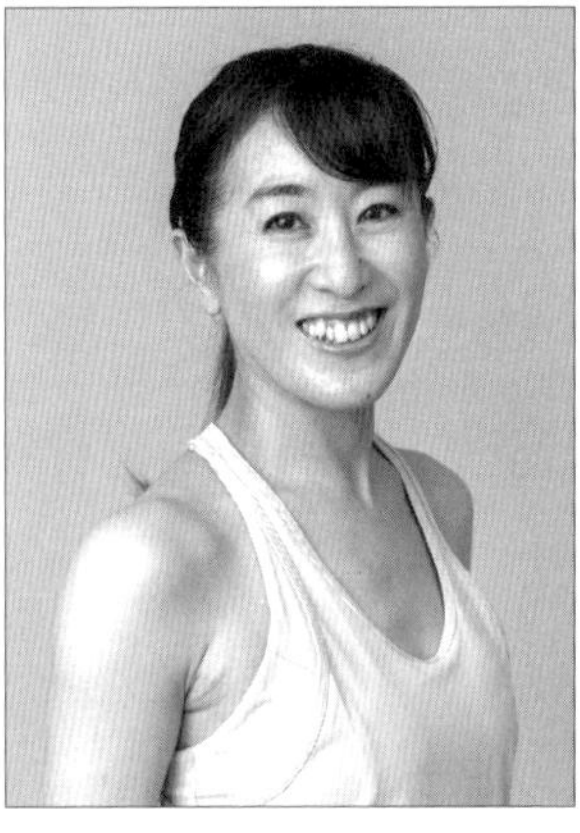

床の衝撃がひざにきた

私は子供のころにバレエを始めたのをきっかけに、ダンスの世界に没頭し、現在は松田聖子《まつだせいこ》さんのバックダンサーと振り付けを務めています。

体が資本の仕事なので、コンディショニングには人一倍気を使っています。ですから、２０１１年ごろに、知り合いから「たくさんの一流アスリートの体を見ている先生がいる」といって、高林孝光先生の治療院を紹介してもらったときには、すぐに連絡を入れて体のメンテナンスをしてもらうことにしました。以来、定期的に治療院に通って、コンディションを整えています。

　そんな私が右ひざを痛めたのは、２０１４年ごろのことです。ダンサーというのは、華やかな見かけとは裏腹に、体を酷使する、実に過酷な仕事です。とくに、コンクリートの上に板を敷いただけの、ダンス用ではないスタジオで練習をすることが多いため、体にかかる負担は相当なものです。腰、足首、股《こ》関節《かんせつ》など、ダンサー仲間で、体を痛めていない人はいないといってよいでしょう。

　私の場合、それがひざに現れたということです。踊ったあとに、右ひざが痛くなり、腫《は》れてきたかと思ったら、水がたまるようになりました。

　すぐに高林先生の治療院に行って、電気治療や鍼《はり》治療を受けたところ、たちどころにひざの腫れが引き、痛みも消えました。とはいえ、無理をすると、どうしてもひざに負担がかかるようで、そのたびに腫れて痛みます。ときには、舞台の本番直前にひざが痛くなり、急遽、高林先生に現場まで来ていただき、その場で治療を受けたこともありました。

さて、２０２０年のことです。高林先生から、ひざのセルフケアとして、「ひざのお皿浮かし」というものをすすめられました。最初に話を聞いたときには、「ひざのお皿を浮かすって、どういうことなの？」と思いました。しかし、人体におけるひざのお皿の重要性と、そのお皿を浮かすことによるメリットを説明された私は、その理論に納得し、すぐにやってみることにしました。

決して欠かすことのできない宝物

ひざのお皿浮かしのやり方は簡単です。ひざのお皿を両手の親指と人さし指ではさむように持ち、軽く浮かしながら、左右・上下・斜めに動かすだけです（基本的なやり方は50ページを参照）。

最初は、ひざのお皿をうまく動かすことができませんでしたが、何度か続けているうちに、コツのようなものがわかり、少しずつ動かせるようになりました。

時間的に不規則な仕事をしているので、ひざのお皿浮かしを行う回数や時間帯などはとくに決めず、ちょっと手がすいたときに、こまめに行うようにしました。

また、合間には、ストレッチと筋力トレーニング（筋トレ）も行いました。とくに重点的に行ったのは、「骨盤《こつばん》起こし」（基本的なやり方は42ページを参照）と、「脚上げ足首曲げ筋トレ」（基本的なやり方は58ページを参照）です。

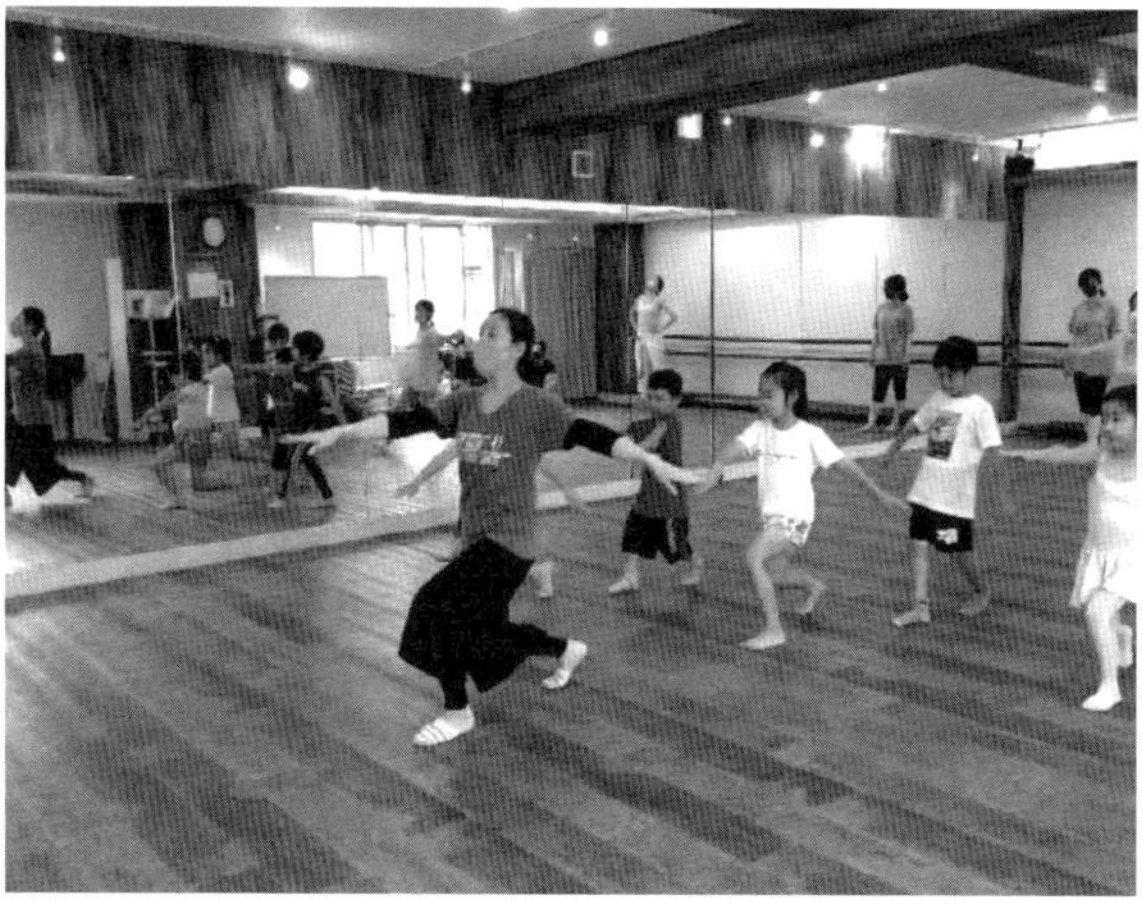
主宰するダンス教室のレッスン風景

すると、1～2週間ほどで、ひざの痛みが徐々に取れてきたのです。ちょうど、ひざのお皿をうまく動かせるようになったのにつれて、効果が現れてきたような感じでした。それから1ヵ月ほどが経過したころには、ひざの痛みはほとんど取れました。腫れも引き、水がたまることもなくなりました。

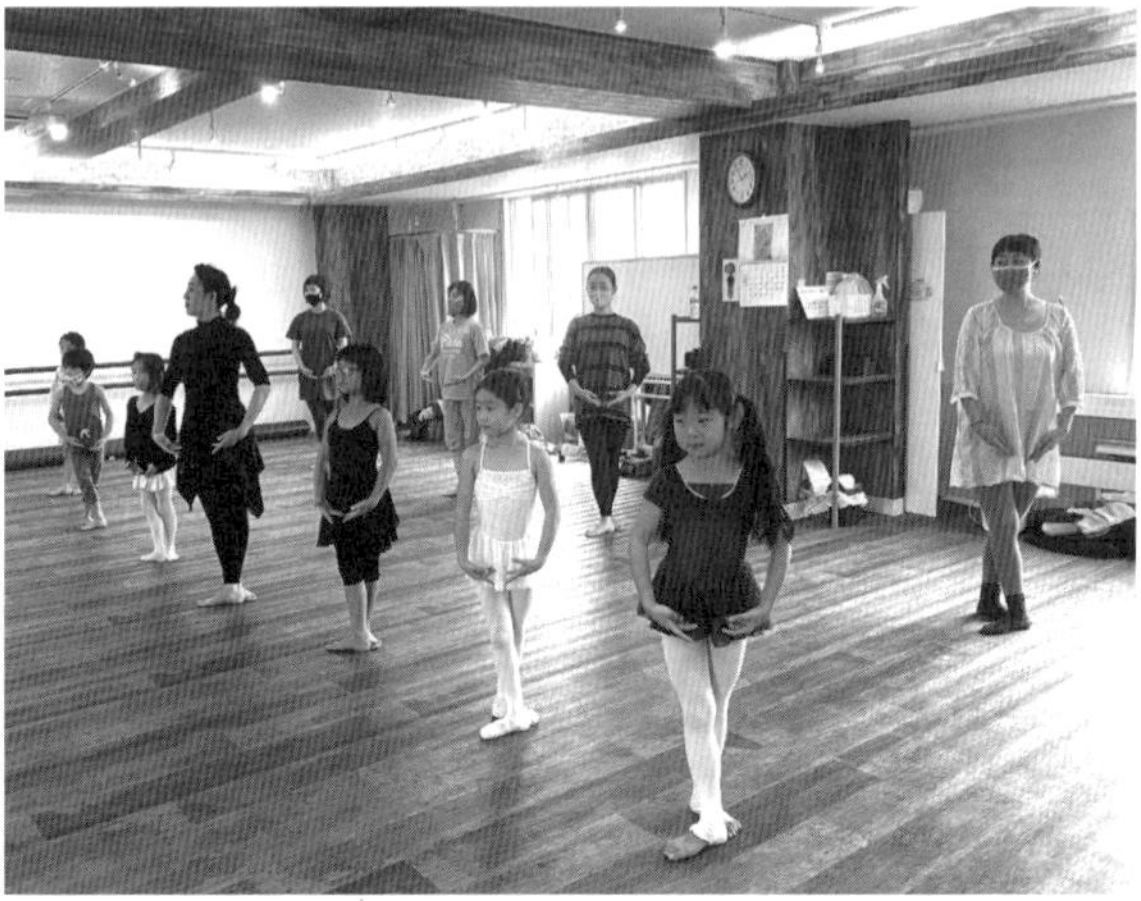

ダンス教室ではバレエも教えている

いまでも、無理をすると、痛みが出そうになることがありますが、そんなときも、ひざのお皿浮かしで対処できるので、安心です。

ご縁があって、松田聖子さんのバックダンサーと振り付けをさせていただくようになり、もう20年がたちました。聖子さんは、とにかく仕事に妥協をしないストイックなかた。こちらも同じ気持ちで仕事に臨《のぞ》まないと、ついていくことができません。聖子さんがステージを続ける限り、私も現役でい続けたいと願っています。

また、私は大人も子供も自由に参加できるダンス教室「Naomi Dance Lesson」を主《しゅ》宰《さい》しています。現在、教室に参加している子供たちが大人になっても、いまと同じようにレッスンをできるようになるのも、夢の一つです。

どちらの夢をかなえるためにも、ひざのお皿浮かしは、決して欠かすことのできない、私の宝物です。

【下山直美さんのプロフィール】

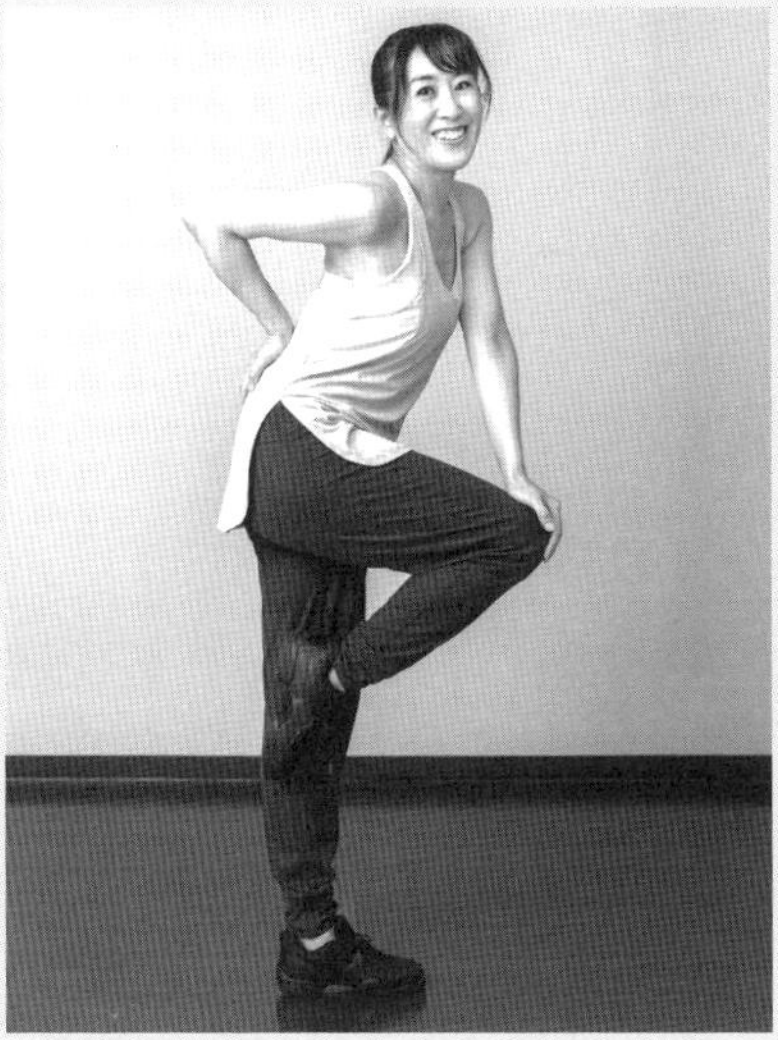

幼いころにバレエを始め、踊ることに魅了される。18歳からジャズダンスなどを学び、ジャンルにとらわれないスタイルでチームを結成して、クラブでのショータイムや自主公演を行い、コンテストに優勝するなど活躍。これまでに、TRF、及川光博、今井絵理子、小柳ルミ子、米倉利紀などのバックダンサーを務める。初参加から20年が過ぎた松田聖子のコンサートやディナーショーには、振付師兼ダンサーとしても出演中。また、大人も子供も自由に参加できるダンス教室「Naomi Dance Lesson」を主宰。さらに、小学2年生の男の子のママでもあり、子育てとダンスに奮闘中。

高林先生のコメント

体を酷使するダンサーである下山さんにとって、ひざ痛は職業病ともいえるものでしょう。

最初に下山さんのひざの状態を見たときに、ひざのお皿の上で、脚の内側（足の第1指〈親指〉側）に深い横ジワが認められ、内側広筋《ないそくこうきん》という太ももの内側の筋肉が衰《おとろ》えていることが推測できました。

そこで、ストレッチと筋トレで内側広筋を鍛《きた》えるとともに、ひざのお皿の軟骨がこすれないように、ひざのお皿浮かしを行うことをすすめました。

最初のころは、ひざのお皿をうまく動かせないようでしたが、体の力を抜いて行うようにアドバイスをしたところ、ほどなくしてスムーズに動かせるようになり、それに伴《ともな》って、ひざの痛みも腫れも引いていくようになりました。

今後も、よりいっそう体調を整えて、多くの人に夢を与え続けていただきたいと思います。

長いデスクワークが原因のひざ痛が2〜3週間で軽快し駅の階段もらくに上れるようになったうえになんと6キロのダイエットにも成功

荒井和也《あらいかずや》さん　自営業・44歳

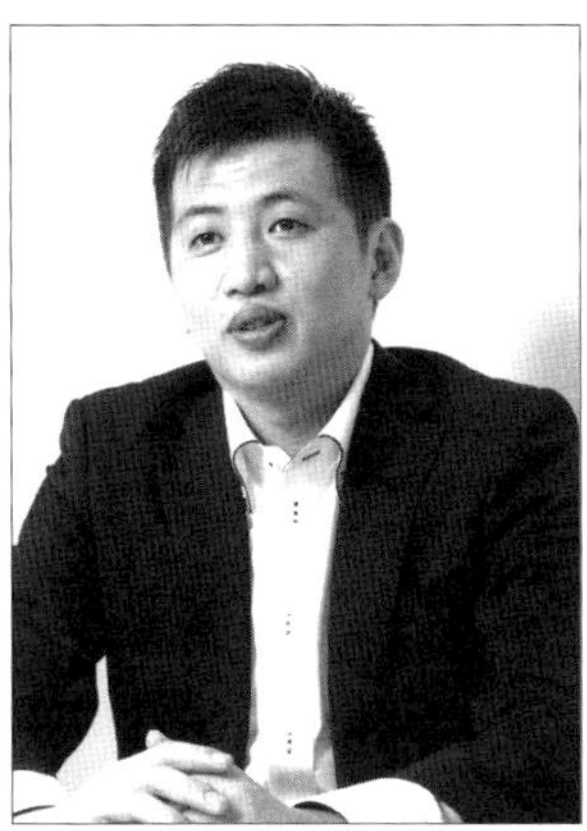

運動をしたくてもできない

私は自営で広告制作の仕事をしています。仕事柄、1日じゅうパソコンと向き合っていることが多く、長時間のデスクワークが常態化しています。その影響なのか、2

０１９年ごろから、たまに打ち合わせのために外出すると、駅の階段を上っているときに、右ひざに痛みを感じるようになりました。また、デスクワークをしているときに、立ったり座ったりすると、同じように右ひざが痛みました。さらに、長い時間歩いたときも、右ひざがつらく感じるようになりました。

そこで、整形外科に行ったところ、「メタボ（メタボリックシンドローム＝内臓《ないぞう》脂《し》肪《ぼう》型《がた》肥満《ひまん》に高血糖・高血圧・脂質《ししつ》異常症《いじょうしょう》のうち二つ以上の症状が一度に出ている状態）ぎみだから、ひざに負担がかかって、ひざの関節の軟骨がすりへっている可能性がある」といわれました。そして、「ひざの負担をへらすためにダイエットをしなさい。ひざに痛みの出ない範囲で運動をすれば、自然とやせていきますよ」といわれ、とくに治療を受けることもなく、湿布薬《しっぷやく》を処方されて、その日は終わりました。

当時の私は、身長が１６６センチで体重が73～74キロありました。極端な肥満ではないものの、おなかが出ていたので、メタボぎみと判断されたのでしょう。しかし、痛みの出ない範囲で運動をしろといわれても、歩いても痛いのですから、できる運動などありません。何か釈然としない気持ちでした。

そんなこともあって、１～２ヵ月ほどは湿布を貼ること以外にはとくに何もせずにいました。すると、ひざの痛みが強くなってきたのです。そこで私は、以前から腰や肩の治療でお世話になっていた高林孝光先生の治療院へ久しぶりに行ってみることにしました。

最初に実行した日に手ごたえを感じた

高林先生は私の全身をチェックして、「デスクワークが長いので太ももの内側の筋肉が衰《おとろ》えていて、そのためにひざの動きも悪くなっていますね」といい、電気治療をしたうえで、自宅で行える体操を教えてくれました。

教えてもらったのは、3種類のストレッチと、ひざのお皿を手で動かす「ひざのお皿浮かし」というものです。

まず、立った状態で前屈をして、手の指先がどこまで届くかを確かめてからストレッチを行います。そして、イスに座って太ももの裏を抱え込むようにしてお尻を上げる「骨盤《こつばん》起こし」(基本的なやり方は42ページを参照)、あぐらをかいて片方の脚を後ろに伸ばして上体を前に倒す「お尻伸ばし」(基本的なやり方は44ページを参照)、あぐらをかいて片方の脚を前に伸ばして上体をその方向に倒す「ふくらはぎ伸ばし」(基本的なやり方は46ページを参照)の順に行います。

最後に、ひざのお皿を両手ではさんで、左右・上下・斜めの方向に10秒ずつ動かします(基本的なやり方は50ページを参照)。

以上を、1日2度、朝仕事を始める前と、夜の風呂上がりに行うことにしました。全部合わせても、10分あれば終わります。

最初に話を聞いたときは、こんな簡単な体操で本当にひざ痛が治るのかなと思いました。それよりも、集中的に治療を受けたほうが効率的なのではと思ったのです。

しかし、初日に実行してみて、その考えはすぐに消えました。「このまま続ければ痛みが取れそうだ」という手ごたえを感じたのです。その時点で、湿布を貼るのをやめることにしました。

最初のころは、ストレッチ前に前屈をしても、指先がひざのすぐ下くらいまでしか届かないほど体が硬く、ストレッチをしたときに伸ばしている部分に痛みを覚えることもありました。それでも、できる範囲で続けていたところ、徐々に痛むことがなくなり、筋肉が伸びているのも実感できるようになってきました。

ひざのお皿浮かしも、最初は動かす方向によっては痛いこともありましたが、徐々に動かしやすくなってきました。

そして、前屈が深くなるにつれて、ひざ痛も軽くなってきました。2～3週間たったころには、駅の階段を上るのにも支障がなくなったのです。

その後、高林先生の治療院には1回か2回行って、電気治療と体のチェックをしてもらいました。その結果、前屈をして指先が床につくまで体が軟らかくなり、太ももの内側の筋肉やひざの動きもよくなっていることがわかり、ホッとしました。

あのまま整形外科でいわれるままに運動をしていたら、さらにひざを痛めていたかもしれません。本当によい方法にめぐり合えたと感謝しています。

ひざ痛が取れたことで、もう一つうれしいことがありました。週に2～3回はウオーキングやランニングができるようになったのです。おかげで、体重は68キロまでへりました。このことも、ひざの状態の改善に、さらに役立っていると思います。

高林先生のコメント

荒井さんは整形外科で指摘されたように少々太りぎみだったので、そのことがひざの負担になっていたのは事実でしょう。しかし、それ以上に大きな原因になっていたのは、デスクワーク中心の仕事のために、座っている時間が長いことでした。

筋力の衰えが認められた内側広筋《ないそくこうきん》という太ももの内側の筋肉は、イスに座って脚を床と水平に伸ばした状態から下に10～15度動かしたときに働きます。しかし、ほぼ1日じゅう座ったままのため、内側広筋を動かすことがほとんどなく、その影響で、ひざのお皿が圧迫されて、ひざ痛を誘発していたと考えられました。

そこで、3種類のストレッチで太ももの裏側を伸ばすとともに、ひざのお皿浮かしを行ってもらったところ、ひざのお皿が正常な位置に戻り、軟骨がこすれることがなくなって、ひざ痛が取れたのです。

ひざ痛が取れると、体を動かすことが難儀《なんぎ》でなくなり、荒井さんのようにダイエットに成功する可能性も高まります。太っていてひざ痛のある人は、まずひざのお皿浮かしでひざの痛みを取り、それからウオーキングなどの有酸素運動をすることをおすすめします。

半月板がすりへって手術をすすめられた変形性膝関節症の激痛が2ヵ月半でほとんどなくなりO脚まで改善して感激

井上淑栄《いのうえよしえ》さん　主婦・67歳

通院のたびに手術を受けるように説得されていた

2017年か2018年ごろのことです。自宅や駅の階段を下りるときに、右ひざの内側〈足の第1指〈親指〉側〉に痛みを感じるようになりました。階段を上るときには普通に歩けるのに、なぜか下りるときにだけ、ズキンとするのです。それまで、前兆《ぜんちょう》のようなものがまったくなかっただけに、「いったい、どうしたのだろう」とい

ときにも、同じように右ひざの内側に痛みの走ることもありました。

とはいえ、日常生活に支障をきたすほどの痛みではなかったので、病院に行くこともなく放置していました。すると、それがよくなかったのでしょうか、日に日に痛みが増してきたのです。1〜2週間が経過したころには、がまんできないほど痛くなり、とうとう近所の整形外科へかけ込みました。

整形外科では、レントゲン撮影など、ひととおりの検査をしたあとに、医師から「ひざの内側にある半月板《はんげつばん》(ひざ関節の中にある半月の形をした軟骨)がすりへっています。変形性膝関節症《へんけいせいしつかんせつしょう》ですね」といわれました。そして、痛み止めの飲み薬と湿布薬《しっぷやく》を処方され、しばらく様子を見ましょうということになりました。そのときに「あとは注射という方法もあります」といわれ、なんとなく不安を覚えました。医師が、飲み薬と湿布には最初から効果を期待していないように感じたのです。

その予感は的中しました。薬を飲んでも湿布を貼っても、ひざの痛みがまったく取れないのです。それでも、何もしないよりはましと考え、飲み薬と湿布は続け、1ヵ月ほどで薬がなくなると病院に行くということをくり返していました。

2～3ヵ月後には、ひざに水がたまるようになり、定期的に抜いてもらうようになりました。太い注射をひざに刺して水を抜くのですが、これがとてつもなく痛いのです。今日は水を抜く日かと思うと、憂うつになるほどでした。しかも、水を抜いても、ひざの痛みは変わりません。しだいに、なんのために通院をしているのかがわからなくなってきました。

それからさらに3ヵ月ほどたったころに、ついに手術をすすめられました。私には、手術といえば怖いものというイメージがあり、医師から「手術」ということばを聞いた瞬間に、頭の中は恐怖心でいっぱいになりました。そのため、そのときに、どんな手術になるのかといった説明はされたようなのですが、その内容がまったく記憶に残っていません。

また、ちょうどそのころに、O脚《オーきゃく》になっていることに気づきました。もともと脚と脚の間が少しあいていましたが、その間隔が明らかに広くなっていたのです。半月板がすりへっている影響なのかもしれません。これは、女性としてかなりのショックでした。

けっきょく、通院のたびに医師から手術を受けるように説得されては、何かと理由をつけて拒否することをくり返し、気づいたときには、初診から2年近くが経過していました。

薄紙をはぐように痛みが軽減

そんなとき、知人から、近所によい治療院があるという話を聞きました。彼女が腰痛治療のためにかかったところ、マッサージや鍼《はり》治療で見違えるほどよくなったというのです。このひざの激痛がマッサージや鍼でよくなるものだろうかという思いはありましたが、せっかくすすめてくれたので、とりあえず行ってみることにしました。そこが、高林孝光先生の治療院でした。

高林先生は、右ひざに電気治療と鍼治療を施《ほどこ》したあとに、ひざのお皿を両手で持って小きざみに動かす「ひざのお皿浮かし」というものをしてくれました。そして、毎日、自分でもひざのお皿浮かしをやるように指導されました。

そのときの正直な感想をいうと、「本当にこんなことでよくなるの?」というものでした。しかし、先生の「たとえ半月板がすりへっていても、手術を受けずにすむ可能性はゼロではありませんよ」ということばに勇気づけられ、とにかくやってみることにしました。

それからは、1～2週間に1回くらいのペースで高林先生の治療院に通いながら、毎日、夜寝る前に、ひざのお皿浮かしをやるようになりました。床に座って脚を前に伸ばし、片方の脚のひざのお皿を両手で持って、軽く浮かしながら、左右・上下・斜めに10秒ずつ動かすのです（基本的なやり方は50ページを参照）。高林先生から、痛いのは右ひざでも必ず両脚のお皿を浮かすようにいわれたので、そのようにしています。

それからもう一つ、高林先生からすすめられたことがありました。それは後ろ歩きです。後ろ歩きをすると、お尻の筋肉が鍛《きた》えられて、ひざのお皿の位置が安定するそうなのです。先生からは、ウオーキングをするときや出かけたときに、ときどき後ろ向きに歩くようにするとよいといわれました。しかし、後ろ歩きをしているところを人に見られるのには抵抗があるので、私は家事の合間などに、台所からリビングまで、あるいはトイレから玄関までといった感じで、家の中で後ろ歩きをするようにしました。

こうして、ひざのお皿浮かしと後ろ歩きを毎日欠かさず行いましたが、最初のころは、これといった効果を感じることはありませんでした。しかし、1ヵ月が過ぎたこ

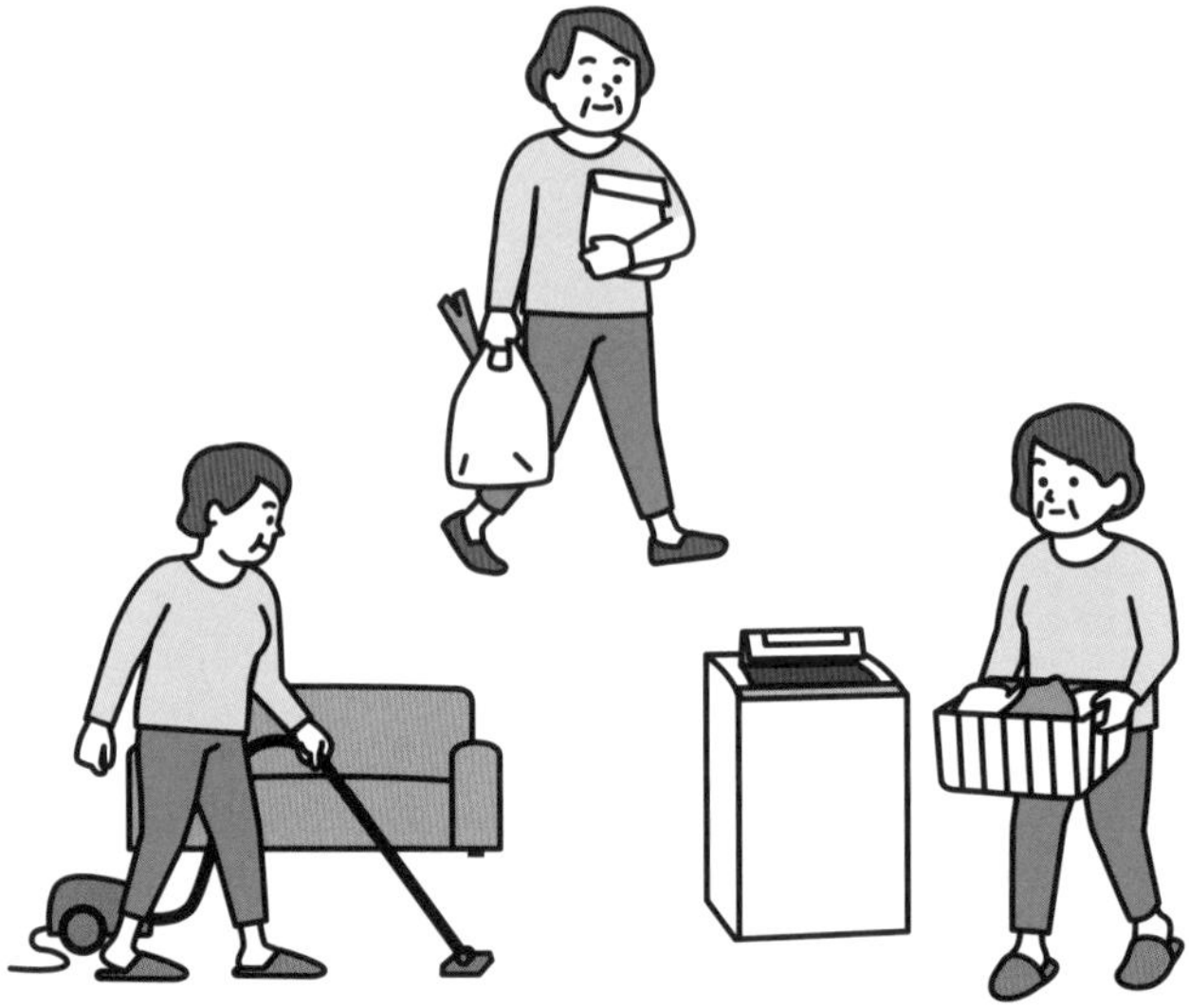

買い物や家事などもまったく問題ない

ろから、右ひざの痛みがなんとなく軽くなってきたような気がしてきました。そして、その日を境に、ひざ痛が薄紙をはぐように軽くなり、その1ヵ月半後には、ほとんど痛まなくなったのです。

おかげさまで、いまでは、買い物や家事など、日常生活もまったく問題なく送れるようになっています。整形外科にはもう行っていませんが、結果的に手術を回避することができました。

さらに、もう一つうれしいことがありました。O脚が大幅に改善したのです。ひざの痛みから解放されたことに加えて、脚のラインが美しくなったことを、心から喜んでいます。

高林先生のコメント

井上さんには、ひざに水がたまっているかどうかを調べる「膝蓋跳動検査《しつがいちょうどうけんさ》」をしました。あおむけに寝て、ひざを伸ばした状態から、一方の手でひざのお皿の上の太もも部分を押さえ、もう一方の手で、ひざのお皿の下を上方に向かって押し上げます。すると、ひざに水がたまっているために、ひざのお皿が浮いている感覚がありました。

そこで、半月板だけでなく、ひざのお皿の軟骨も削れている可能性が高いと考え、ひざのお皿浮かしを行うように指導しました。その結果、ひざのお皿が本来の位置に戻り、ひざ痛が解消して、水もたまらなくなったのです。

後ろ歩きをすすめたのは、大臀筋《だいでんきん》というお尻の筋肉を鍛えるためです。大臀筋は、立った状態から後ろに15度以上動かすと働くため、後ろ歩きが最適なのです。大臀筋が鍛えられると、ひざのお皿だけでなく、股関節《こかんせつ》も正常な位置に戻りやすくなります。そのため、O脚も改善したのでしょう。

歩きすぎた日に突然現れた両ひざの激痛が
4~5日後には軽くなり
いまでは1日8000歩も歩けるほどの健脚

石山弘美《いしやまひろみ》さん　会社員・52歳

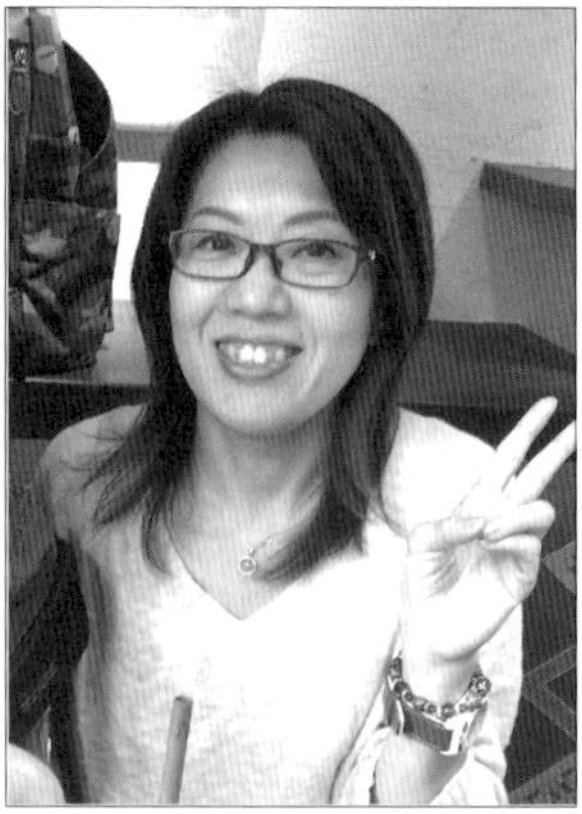

足を引きずりながら1段ずつしか階段を下りられない

2015年、当時、小学6年生だった三女がバトントワリングのチームに入りました。バトンを回したり、空中に投げたりするパフォーマンスに、娘はすっかりとりこになったようで、各地でイベントが開催されるたびに、大喜びで参加するようになりました。かくいう私も、娘の晴れ姿をビデオ撮影するために、毎回、同行するようになりました。

その年の5月のことです。娘が横浜開港記念みなと祭りのパレードに参加することになり、いつものように私もビデオカメラを持参して同行しました。それまでに、銀座や巣鴨、埼玉などのパレードに参加していましたが、みなと祭りのパレードは、歩く距離も道路の大きさも、これまでにない規模のものでした。

娘は先頭で演技をしていたので、私はパレードの前に出てビデオを撮り、パレードが通過すると、走って追い抜いては歩きながら撮ることをくり返しました。さらに、道路の反対側に渡って違うアングルから撮影したり、合間に景色を撮ったりもしたため、実際のパレードコースの倍くらいの距離を移動しました。おそらく、トータルで10キロくらいは、走ったり歩いたりしたと思います。

さて、無事にイベントが終了し、自宅に帰る途中のことです。突然、両ひざに激しい痛みが走ったのです。最寄り駅には、上りのエスカレーターだけがあって、下りのエスカレーターはありません。しかたなく、手すりにつかまりながら階段を下りて、なんとか自宅までたどり着きました。

翌朝、2階の寝室から1階のリビングに下りるときがたいへんでした。足を引きずりながら1段ずつしか階段を下りられないのです。数日して、どうやら朝起きたときが最も痛むことがわかり、目覚めるたびに憂うつになりました。

その週は、ひざの痛みに耐えながら仕事をして、休み明けに高林孝光先生の治療院へかけ込みました。私は学生時代にテニスで腰を痛めたのをきっかけに、寝込むほどのギックリ腰を何度か経験し、2011年ごろに椎間板《ついかんばん》ヘルニア（背骨を構成する椎《つい》骨《こつ》と椎骨の間にある椎間板がさけたりつぶれたりすることによって起こる病気）のレーザー手術を受けています。しかし、腰から痛みが完全に消えることはなく、痛みがひどいときには痛み止めの薬を飲みながら仕事をしていました。その姿を見かねた上司から、高林先生の治療院を紹介され、以来、定期的に通院していたのです。

たまに歩きすぎても数日で治せる

治療院では、脚のつけ根からふくらはぎまで、脚全体に電気治療をしてもらいました。ひざの裏側に電気を当てると、とくに痛かったのを覚えています。

加えて、ストレッチとひざのお皿を動かす「ひざのお皿浮かし」を教わり、自宅で行うようにいわれました。

最初に、立った状態で脚を前後に開いてふくらはぎをよく伸ばしたら、床に座ってひざのお皿浮かしを行います。両脚を前に伸ばし、片方のひざのお皿を両手ではさんで、左右・上下・斜めの方向に10秒ずつ動かすのです（基本的なやり方は50ページを参照）。次に、あおむけに寝て脚を真っすぐ上げて、太ももの裏側を伸ばします。最後に、両ひざを立てて左右に倒して、腰回りを伸ばして終了です。立って、座って、寝てという流れで行えば効率的だと考えて、そのようにしました。

私はこれを、ひざが最も痛む朝起きたときに行うようにしました。また、いつもよりもたくさん歩いた日には、風呂上がりにも行うようにしています。ストレッチもひざのお皿浮かしも、やっていてとくに痛いと感じることはありません。

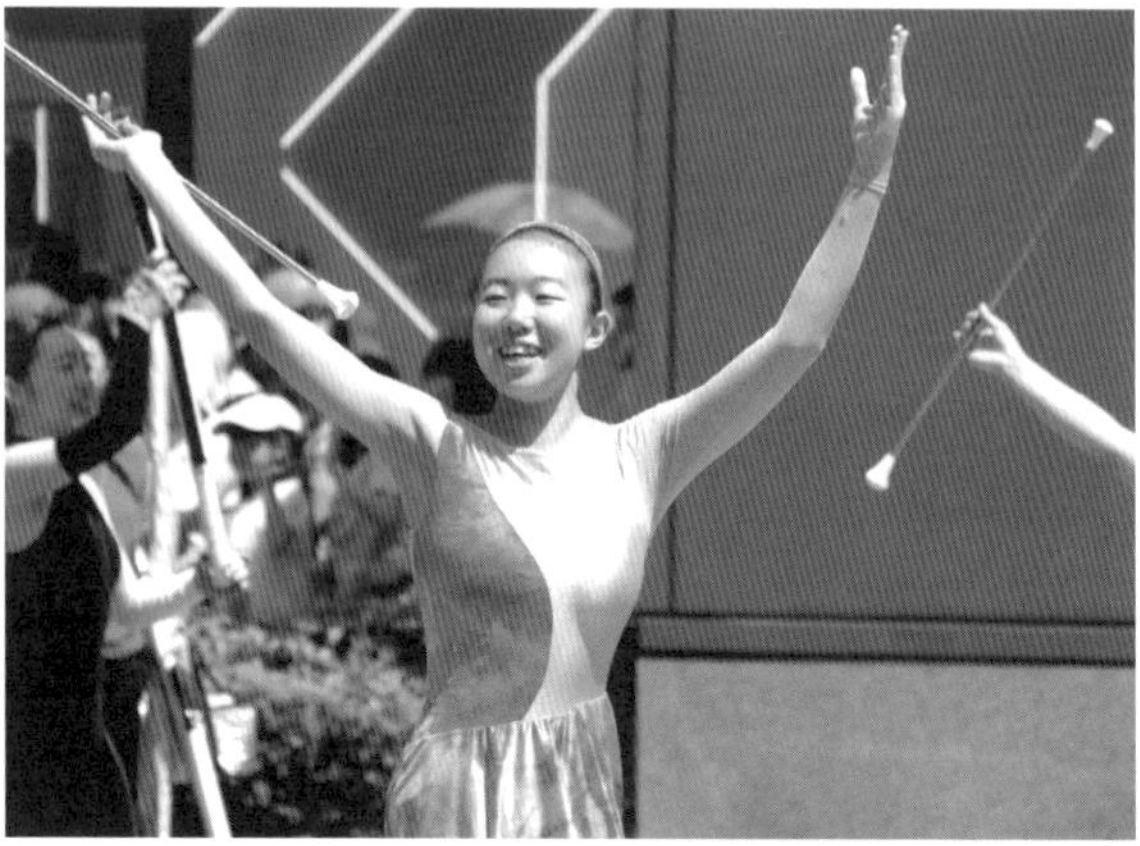

バトントワリングを熱演する娘さん

こうしてストレッチとひざのお皿浮かしを習慣にして4～5日が過ぎると、朝起きたときのひざの痛みが軽くなってきたことに気づきました。それからは、日を追うごとに痛みが薄らいできて、気づいたときには、ひざ痛がすっかり取れていました。

おかげさまで、ここ3～4年は1日に5000～8000歩なら歩いても問題ありません。パレードに同行して1万歩くらい歩いて、ひざ痛が再発したことが2～3回ありましたが、ストレッチとひざのお皿浮かしを念入りに行ったら、数日で治りました。先日は、旅行で8000～1万歩を3日間続けて歩きましたが、大丈夫でした。

ひざのお皿浮かしのようなセルフケアは、人によって合う・合わないがあると思います。体は常に変化しているので、そのときの状況に合ったものを選ぶ必要があるのではないでしょうか。そういった意味では、自分に合うセルフケアに出合えた私は幸運だったと思います。

現在、娘は高校3年生で受験をひかえているため、バトントワリングのチームは休会中です。受験が終わってバトンを再開することがあれば、また私もビデオを撮りに行けることを期待しています。

高林先生のコメント

石山さんは、腰を痛めた影響で、脚の筋肉も衰《おとろ》えていました。とくに、ひざのお皿を脚の内側（足の第1指〈親指〉側）に引っぱる力が弱く、そのためにひざのお皿が内側でこすれて、痛みが生じていると考えられました。

そのうえ、ふだんから運動不足なのに、いきなり10キロくらいを歩いたり、走ったりしたため、ひざに激痛が走ったのでしょう。

しかし、ひざのお皿浮かしによって、ひざのお皿と大腿骨《だいたいこつ》（太ももの骨）がこすれることがなくなり、ひざの炎症が取れて、痛みから解放されたのです。

なお、石山さんは、ストレッチ→ひざのお皿浮かし→ストレッチの順番で行っていますが、ストレッチを念入りに行って体の柔軟性を整えたうえで、ひざのお皿浮かしを行うほうが、より効果的です。

第５章

ひざ痛の
ここが知りたい
Ｑ＆Ａ

本章では、ひざ痛に関して、患者さんからたずねられることの多い質問にQ＆A形式でお答えします。ひざのお皿エクササイズを実行するときの参考にしてください。

Q1

ひざが痛くて病院に行ったら「ひざに水がたまっている」といわれました。水を抜くとクセになるので抜かないほうがよいと聞いたことがありますが、やはり抜かないほうがよいのでしょうか？

A1

ひざの関節に炎症が起こると、関節全体を包む関節包《かんせつほう》が腫《は》れて、関節液がふえます。これが「水がたまる」という状態です。水がたまると、関節包が膨張《ぼうちょう》し、その圧迫力によってひざに痛みを感じるようになります。

一度膨張した関節包は、水を抜いてもシワシワになっているため、再び膨らみやすくなるので、ひざ痛を再発しやすくなります。つまり、**水を抜くとひざ痛がクセになるわけではなく、関節包がひざ痛を再発しやすい状態になっているということです。**

したがって、**水が大量にたまって激痛のあるときには、水を抜くことをおすすめします。ただし、ひざのお皿エクササイズを行って関節包の炎症を抑えてから、ウオー**

キングなどでひざを習慣的に動かすようにすれば、水は自然にへって、適切な量になります。

Q2 ひざが痛くなったら、患部を冷やしたほうがよいのでしょうか？ 温めたほうがよいのでしょうか？

A2

従来、急性の痛みに対してはＲＩＣＥ《ライス》処置というものが推奨されていました。ＲＩＣＥとは、「Ｒｅｓｔ（安静）」「Ｉｃｅ（冷却）」「Ｃｏｍｐｒｅｓｓｉｏｎ（圧迫）」「Ｅｌｅｖａｔｉｏｎ（挙上）」の頭文字からとった呼び方で、とくにスポーツ障害においては主流となっています。

しかし、２０２１年に新たな実験結果が発表されて注目を浴びています。神戸大学の荒川高光《あらかわたかみつ》准教授らのチームが行った、マウス（実験用の小型のネズミ）を使った実験によると、重度の肉離れに近い筋損傷を再現したマウスの脚に氷の入った袋を30分間、2時間ごとに3回当てることを3日間続けて、筋損傷から2週間後に筋肉の状態を観察したところ、アイシングをした場合は、アイシングをしていない場合よりも筋肉の再生が遅れていることがわかったのです。

筋肉が損傷すると、炎症細胞が集まって筋細胞を食べたあとに新たな筋細胞がつくられて、筋肉は再生します。アイシングをすると、この炎症細胞が集まるのが約1日遅くなることが明らかになりました。

動物実験の結果をそのまま人間に当てはめることはできませんが、**少なくとも、どのような場合も冷やせばよいというわけではないといえるでしょう。**炎症が起こっているのは血流をよくして回復を促《うなが》すためという考えから、2019年ごろから、海外では冷やさない治療が主流となっています。私は患者さんの状態を見て、冷やす場合と温める場合を使い分けていますが、温めたほうがよい場合のほうが多いと実感しています。

Q3 ひざ痛のリハビリテーション（機能回復訓練）として、週に2回、整形外科で脚の筋力トレーニング（筋トレ）を行っていますが、効果を感じられません。

A3

ひざの状態を安定させるのに、脚の筋トレは欠かせません。熱心に行っても効果を得られないのには、二つの原因が考えられます。

一つは、**ひざの炎症がおさまっていない状態で筋トレを行っている可能性です。**どんなに脚の筋力を鍛《きた》えても、ひざに炎症が起こっている限り、痛みは消えません。とくに、ひざが痛くてひざが伸びきっていない人は、ひざのお皿が圧迫されて、膝蓋大腿関節《しつがいだいたいかんせつ》（ひざのお皿と太ももの骨でつくられる関節）に炎症の起こっている可能性が高いと考えられます。**ひざのお皿浮かしを行って、ひざの炎症をおさえてから筋トレを行うようにしましょう。**

もう一つの原因としては、「トリックモーション」で筋トレを行っている可能性が考えられます。トリックモーションとは、「代償動作」「代償運動」ともいい、本来の動作や運動を行うのに必要な機能以外で補《おぎな》っている動作（運動）を行うことをさします。

たとえば、ひざ痛のリハビリの代表的な筋トレに「レッグ・エクステンション」というものがあります。イスに座り、ひざを伸ばした状態で脚を床と水平になるまで上げることにより、大腿四頭筋《だいたいしとうきん》（太ももの前側の筋肉）のうちの内側広筋《ないそくこうきん》を鍛えられることが広く知られています。この筋トレで脚を上げるときに、上体を前後させるのがトリックモーションです。同じく、ひざを曲げたまま脚を上げるのも、よく目にするトリックモーションです。いずれの方法も、内側広筋を鍛えることができません。

レッグ・エクステンションのトリックモーション

正しいフォーム

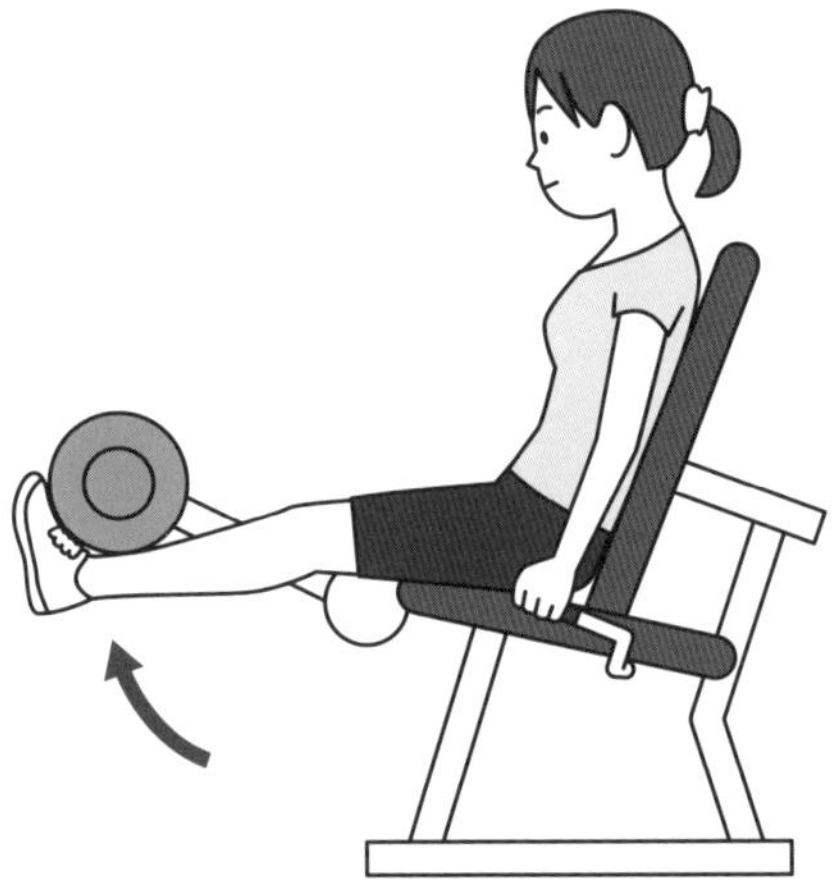

トリックモーション

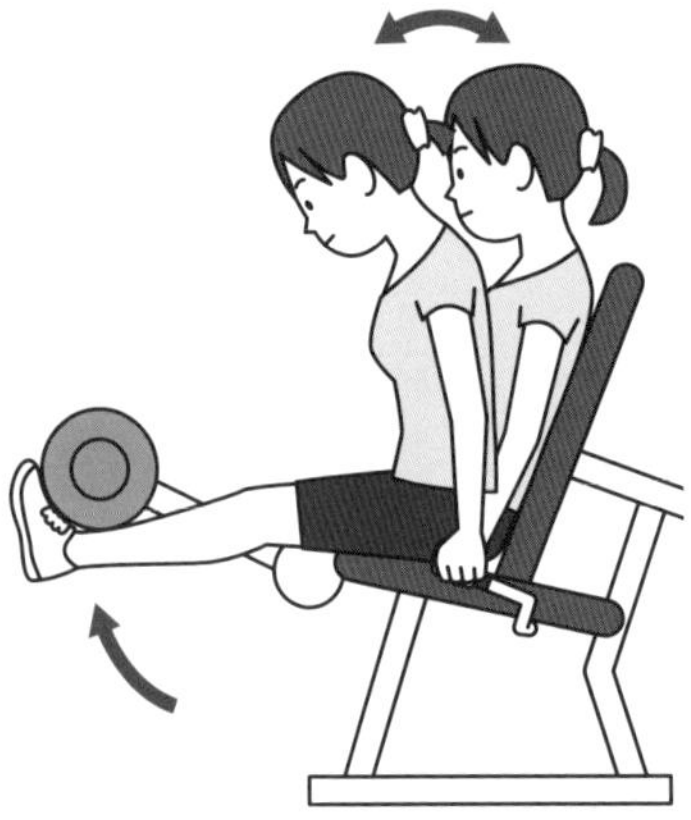

上体を前後させて脚を上げる

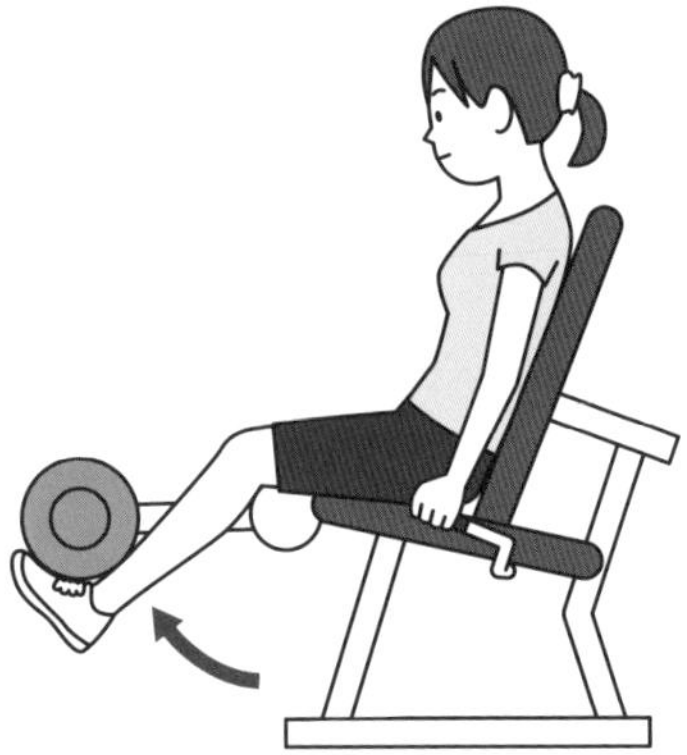

ひざを曲げたまま脚を上げる

一度、担当の理学療法士に動作を見てもらって、トリックモーションになっていないかを確認するとよいでしょう。

なお、58ページで紹介した「脚上げ足首曲げ筋トレ」は、レッグ・エクステンションをベースに、より高い効果を得られるようにアレンジしたものです。

Q4 太っていると、ひざに負担がかかって痛くなるといいますが、私はガリガリにやせているのに、ひざが痛くてたまりません。なぜでしょうか？

A4

歩くと体重の約5倍、走ると約10倍の負荷《ふか》がひざにかかるといわれています。そのため、太っている人がひざを痛めやすいのは事実です。ただし、歩いたり、走ったりしたときに、ひざにかかる負荷は上からの衝撃だけによるものではありません。**下からの衝撃もひざに負荷を与えます。足の裏のアーチが退化している現代人は、足が地面に着地したときの衝撃が、ひざにダイレクトに伝わりやすいのです。**

やせているのにひざが痛い人は、自分の足の裏を見てみましょう。足の第1指（親指）のつけ根からかかとのつけ根までを結ぶ縦のアーチと、足の第1指から第5指（小指）までを結ぶ横のアーチが形成されているでしょうか。**アーチがくずれて扁平足《へんぺいそく》ぎみの人には、60ページで紹介している「タオルギャザー」がおすすめです。**足の裏にある足底筋肉群《そくていきんにくぐん》が鍛えられ、足の裏のアーチがしっかりしてくれれば、ひざ痛が解消する可能性が高まります。また、インソール（靴の中敷）や5本指の靴下なども活用するとよいでしょう。

Q5 すりへったひざの関節の軟骨は、元に戻ることはないのでしょうか？

A5

雑誌やインターネットの記事などで「失った軟骨が再生した！」という文章とともに、ビフォア&アフターの写真が掲載されているのを目にしたことのある人は多いのではないでしょうか。確かに画像上では軟骨が再生しているのが確認できます。ただし、以前にあった軟骨がそのまま復活したわけではありません。

もともとあった軟骨は「硝子軟骨《しょうしなんこつ》」といい、文字どおりガラス様《よう》の軟骨で、すべりやすくて動きがよいのが特徴です。それに対して、再生した軟骨は「線維軟骨《せんいなんこつ》」といって、硬くて動きが悪い軟骨です。したがって、再生はするものの、質が落ちるため、もともとあった軟骨よりもすりへりやすくなります。

ひざに限らず、すべての部位の硝子軟骨は、残念ながら再生しません。だからこそ、ひざに圧をかけないひざのお皿エクササイズを行ってほしいと思います。

Q6 ひざ痛の発症に男女差はありますか？

A6

2018年にNHKの『きょうの健康』で、女性は男性と比べて、ひざのお皿の摩《ま》耗《もう》が約3倍、脛骨《けいこつ》（すねの骨）の摩耗が約4倍であると報道され、話題になりました。

これは、女性は男性と比べて筋力が劣るのと、骨や軟骨を強化する働きのある「エストロゲン」という女性ホルモンの分泌《ぶんぴつ》が加齢とともに減少するのが原因と考えられます。

また、エストロゲンには、靭帯《じんたい》（骨と骨をつないでいる弾力性のある線維）を修復する働きもあります。靭帯が伸びたり、損傷したりすると、ひざの関節が不安定になり、ひざ痛を発症しやすくなります。当院でも、6対4くらいの割合で、女性の患者さんのほうが多い印象があります。

筋トレというと男性のイメージが強いかもしれませんが、**ひざ痛の解消には、女性**

にこそ筋トレが必要なのです。56〜63ページで紹介している4種類の筋トレをぜひ実行してください。

Q7 レントゲン検査で、「ひざの関節に骨棘《こつきょく》ができているので手術をして除去したほうがよい」といわれました。骨棘とはどういうものでしょうか？ また、手術は受けなければいけませんか？

A7 骨棘とは、関節面の軟骨が肥大・増殖《ぞうしょく》して、しだいに骨化し、トゲのようになったものを指します。基本的に、骨棘はなんらかの原因で引っぱられている部位にできます。33ページで解説したように、ひざ痛の人はひざを伸ばしきれていないため、ひざの表側がストレッチされ、ひざのお皿を支点として、脚のつけ根方向と足首方向へ、それぞれ引っぱる力が発生します。この状態が常態化した結果、ひざの関節に骨棘ができるのです。

ひざが24時間常に痛い場合は、骨の変形、つまり、骨棘が原因と考えられるので、手術を受けたほうがよいでしょう。しかし、そうでない場合は、ひざの関節内の炎症

ひざ関節の骨棘

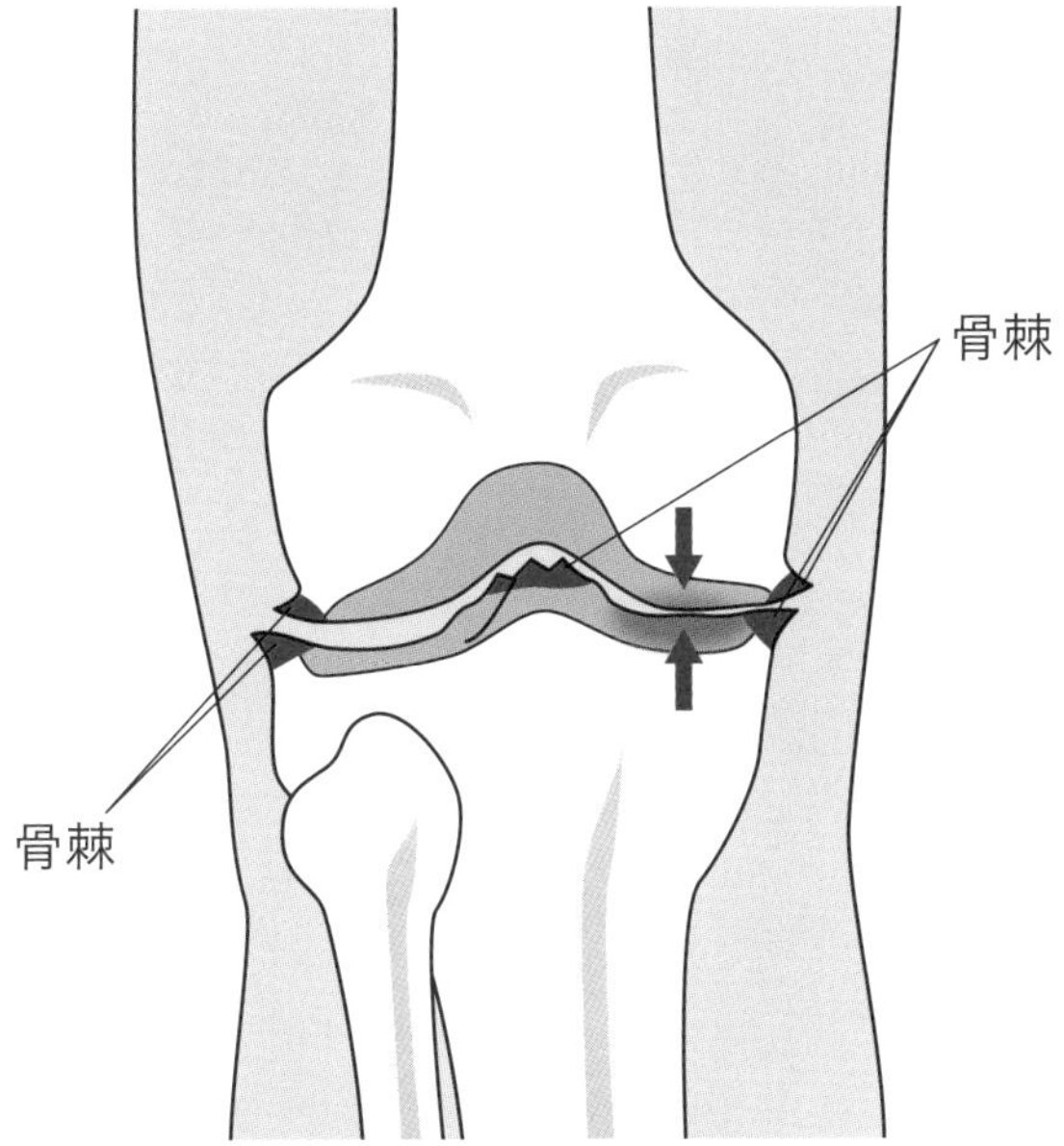

が原因なので、手術の必要はありません。

そもそも骨棘は、痛みをやわらげるための自己防衛本能でできるものです。**引っぱられる反対方向に力が加わると痛みが生じるので、引っぱられる方向へストレッチを行えば、骨棘自体は変わらなくても痛みを取ることができます。**

余談になりますが、骨棘に関して、印象深い症例があります。中学2年生のときから来院されていたA君は、将来を嘱望《しょくぼう》されていた野球少年で、シニアリーグのエースとして全国で3位に輝き、北海道の強豪校へ野球留学をしました。ところが、ひじに骨棘ができたため手術を受けたところ、骨を削りすぎて、ひじの内側の神経が骨と癒着《ゆちゃく》してしまったのです。一時は野球をあきらめなければならない状態になりましたが、私が懇意《こんい》にしている大学病院で再手術を受けた結果、3年生のときにエースに返り咲くことができました。残念ながら甲子園には行けませんでしたが、その復活劇は多くの人たちの胸を打ちました。

Q8 ひざの状態をよくすることで、改善が期待できる病気や症状はありますか？

A8 **最も顕著《けんちょ》なのがO脚《オーきゃく》です。**ひざの関節が正しい位置に収まると、足の内側（第1指側）の筋力がつき、脛骨が外側（第5指側）に引っぱられることがなくなるからです。79ページに体験手記を寄せていただいた井上さんも、みごとにO脚を改善させています。

また、**こむら返りも起こりにくくなります。**こむら返りは、疲れ、血流の悪化、急激な温度変化、ビタミンB_1やカルシウム、マグネシウムの不足、脱水などにより、収縮《しゅうしゅく》と弛緩《しかん》をくり返す筋線維《きんせんい》が急に固くなって起こる、ふくらはぎの筋肉の痙攣《けいれん》症状です。ふくらはぎの筋肉である腓腹筋《ひふくきん》は、ひざとつながっているので、ひざの動きがよくなると、その分、ふくらはぎの負担がへるため、こむら返りが起こりにくくなるのです。

おわりに

ひざのお皿エクササイズを試されて、いかがでしたでしょうか。長年のひざ痛がピタリと取れたかた、気がついたら歩ける距離が徐々に延びていたかたなど、当然、効果の現れ方には個人差があるでしょう。しかし、特別な道具も技術も必要とせず、1日わずか40秒で終えることのできる、この健康法は、試すだけの価値がじゅうぶんにあったのではないでしょうか。

私がひざのお皿に注目するようになったのは、2019年に、当時小学6年生だった長男がひざを痛めたことがきっかけでした。以前から、私がバレーボールチームのトレーナーを務めていた影響から、長男は幼稚園の年長組のときからバレーボールをしていました。ところが、練習中に足を引きずっているのを見て、これはおかしいと直感し、本人に問いただしたところ、走ったりしゃがんだりしたときに、右ひざが痛くてしようがないというのです。

右ひざをよく見てみると、ひざのお皿の外側（足の第5指〈小指〉側）が部分的に隆起していました。すぐに整形外科でレントゲン検査を受けさせたところ、診断結果は「有痛性分裂膝蓋骨《ゆうつうせいぶんれつしつがいこつ》」というものでした。

有痛性分裂膝蓋骨とは、通常は一つの膝蓋骨（ひざのお皿）が二つ以上に分かれ、運動中や運動後にひざのお皿のやや外側上方がジンジンと痛む障害です。ちょうどその年の9月に、メジャーリーグ、ロサンゼルス・エンゼルスの大谷翔平《おおたにしょうへい》選手が左ひざの有痛性分裂膝蓋骨の手術を受け、話題になっていました。

主治医からは「治すには手術しかない」といわれ、本人もかなりのショックを受けていたようでした。そこで、私が懇意《こんい》にしているスポーツドクターに相談をしたところ、「先天的に分裂している場合も多いので、痛みさえ取れれば、必ずしも手術をしなければならないわけではない」とのアドバイスをいただき、私がセルフケアの指導をすることにしました。

長男は、前屈をしても床に手がつかないほど体が硬いのに、めんどうがって、ストレッチをしていませんでした。ですから、ひざのお皿の分裂が後天的なものだとしたら、お尻から太ももの後ろ側にかけての筋肉が短いために、骨盤《こつばん》が後傾し、大腿四頭《だいたいしとう》筋《きん》（太ももの前側の筋肉）が引っぱられて、ひざのお皿が部分的に欠けた可能性が考えられます。そこで、太ももの後ろ側をストレッチで伸ばし、太ももの前側はストレッチを禁止して電気治療やマッサージでゆるめることにしました。すると、2～3週間で右ひざの痛みが消えたのです。

けっきょく、長男は手術を回避し、小学校を卒業するまでバレーボールを続けることができました。中学2年生になった現在は、バレーボールと並行して続けていたサッカーに道を定め、中学のサッカー部で元気にプレーしています。

このことをきっかけに、私はひざのお皿の重要性に着目し、ひざ痛とひざのお皿の関係性について研究を重ねていきました。そして、ひざには、大腿骨《だいたいこつ》（太ももの骨）と脛骨《けいこつ》（すねの骨）でつくるひざ関節（医学的には膝関節《しつかんせつ》）のほかに、ひざのお皿と大腿骨でつくる膝蓋大腿関節《しつがいだいたいかんせつ》という〝もう一つの関節〟が存在し、この膝蓋大腿関節の炎症により、ひざ痛が起こっている可能性が高いことを突き止めたのです。その結果、誕生したのが、ひざのお皿エクササイズというわけです。

いまでは、ひざのお皿を軽く浮かして、左右・上下・斜め方向に動かすだけで、ひざ痛から解放された患者さんが続出しています。この手軽で、しかもきわめて効果の高いセルフケアによって、一人でも多くのかたがひざ痛を克服することができたならば、著者としてこれ以上の喜びはありません。

2021年、季冬《きとう》の候《こう》

著者記す

参考文献

『身体運動の機能解剖 改訂版』Clem W. Thompson , R. T. Floyd 著、中村千秋・竹内真希翻訳　医道の日本社
『臨床で毎日使える 図解整形外科学検査法』新関真人著　医道の日本社
『ボディ・ナビゲーション 改訂版』Andrew Biel 著、阪本桂造監訳　医道の日本社
『はじめてのトリガーポイント鍼治療』伊藤和憲著　医道の日本社
『湿布は貼るな!』高林孝光著　論創社
『腱鞘炎は自分で治せる』高林孝光著　マキノ出版

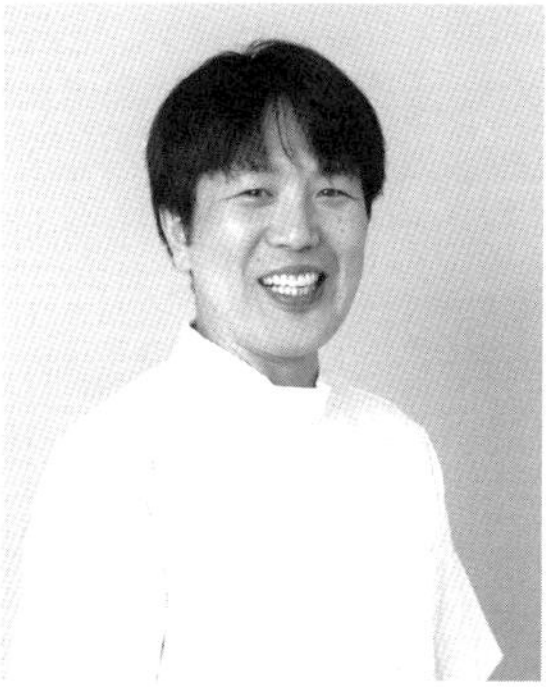

著者プロフィール

高林孝光（アスリートゴリラ鍼灸接骨院院長）

治療家（鍼灸師・柔道整復師）としてこれまでに延べ10万人以上を施術。バレーボールのJOCジュニアオリンピックカップ東京代表トレーナー、車椅子ソフトボール日本代表のチーフトレーナーを務めるなど、悩みを抱える多くのアスリートを治療。有名プロゴルファー、フェンシングやレスリングの日本代表選手ら著名人の治療実績も豊富。

日本テレビ系列「ヒルナンデス！」では肩こり特集で全国の6人の治療家の1人に選ばれ、テレビ東京系列の「追跡LIVE! SPORTSウォッチャー」ではアスリートのケガに詳しい専門家として解説するなど、メディア出演多数。

主な著書に、『五十肩はこう治す！』（自由国民社）、『病気を治したいなら肝臓をもみなさい』（マキノ出版）、『ぷるトレ』（飛鳥新社）、『1日7秒手を伸ばしなさい』（ダイヤモンド社）などがある。

ひざ痛が ウソのように消える! 1日40秒×2 ひざのお皿エクササイズ

2021年12月28日　初　　版
2023年 5 月30日　初版第３刷

著者　高林孝光
発行者　菅沼博道
発行所　株式会社CCCメディアハウス
〒141-8205 東京都品川区上大崎3丁目1番1号
電話：049-293-9553（販売）　03-5436-5735（編集）
http://books.cccmh.co.jp
印刷・製本　株式会社新藤慶昌堂

ISBN978-4-484-21237-1